W0181246

NORBERT MESSING · DR. HOLGER METZ

Hefen und Bakterien stärken unsere Gesundheit

Mikro-Organismen
als Wirkstoff-Produzenten und
Veredler von Lebensmitteln

Verlag Ganzheitliche Gesundheit

3. Auflage 2006

© **Verlag Ganzheitliche Gesundheit**
Postfach 12 17 · 76663 Bad Schönborn 1 · ☎ 0 72 53/37 18 · Fax 3 39 55
Satz und Druck: Druckerei Steinmeier, Nördlingen
Gedruckt auf chlorfrei gebleichtem Papier
Alle Rechte vorbehalten
Nachdruck, auch auszugsweise, nur mit Genehmigung des Verlages

ISBN 3-927124-17-6

Inhaltsverzeichnis

»Der Welten Kleines
auch ist wunderbar und groß,
und aus dem Kleinen
bauen sich die Welten.«

Christian Gottfried Ehrenberg (1795-1876),
Pionier der Mikrobiologie

Umbrüche in der Medizin der Gegenwart

Einsicht erwächst nur aus der Not

Vor hundert Jahren war man sehr optimistisch, besonders was den medizinischen Fortschritt anging. Die damals noch ganz zarten neuen Triebe am Zweig der Wissenschaft wurden mit viel Vorschußlorbeeren aufgenommenen. Man verband die Hoffnungen vor allem mit den Namen und Forschungen von **Robert Koch** und **Louis Pasteur,** und sie versprachen, die Perspektiven für das Schicksal des Menschen grundlegend zu verbessern. Ein »Goldenes Zeitalter« der Gesundheit schien am Horizont aufzuleuchten. Ähnlich vertrauensvoll begrüßte man das System der Krankenversicherung, wie es unter Reichskanzler Otto von Bismarck im Zusammenhang mit der Sozialversicherung ins Leben gerufen worden war. Es verhieß, jedermann oder doch zumindest breiteren Volksschichten die Segnungen einer sicheren medizinischen Versorgung zugänglich zu machen.

Auf diesen beiden Säulen vor allem gründete das Gebäude der modernen, naturwissenschaftlich ausgerichteten Heilkunde - und sie beide sind gerade in unseren Tagen brüchig geworden.

Dies zeigen einmal die nicht enden wollenden Diskussionen um Gesundheitsreformen und neue Strukturgesetze mit Einschränkungen des medizinischen Leistungskatalogs. Die vielen Worte und Modelle haben einen einzigen Ursprung: das Gesundheitswesen, mit dem wir so selbstverständlich aufgewachsen sind, ist unbezahlbar geworden.

Auch in der zweiten »Säule« zeigen sich tiefe Risse und blättert der Putz allzu hoher Erwartungen ab. Denn zwar konnten anfänglich große Triumphe gefeiert

5

und z.B. die Pocken ausgerottet werden. Doch kam es in den letzten Jahren immer häufiger zu immer schwerwiegenderen Rückschlägen. Die hochgelobten neuen Therapien zeigten eine unerwartete Kehrseite, und zwar einen langfristig gesehen paradoxen Effekt: Penicillin und andere Antibiotika stärkten am Ende beispielsweise den Auslöser der Lungenentzündung, indem sie ihm Zug um Zug eine Immunität gegen das anfangs so segensreiche Arzneimittel »anzüchteten«.

Daß die einst so effektive Waffe der Antibiotika stumpf geworden ist, liegt teilweise in einer zumindest anfangs allzu großzügigen und leichtfertigen Verschreibungspraxis (z.B. gegen banale Erkältungen) begründet. Für die Zuspitzung der Lage ist darüber hinaus auch die Massentierhaltung verantwortlich. Seit etwa 10 Jahren hat der Einsatz von Antibiotika in der Geflügel- oder Schweinemast bedenklich zugenommen. Sie werden heute tonnenweise verfüttert, um Seuchen vorzubeugen und das Wachstum der Tiere zu beschleunigen. Dadurch sind eine Vielzahl resistenter, widerstandsfähiger Bakterienstämme entstanden, die z.B. beim Auftauen von Hähnchen auf den Menschen übertragen werden können: Eine »Horrorvision« für die Medizin, wie die Teilnehmer einer Tagung der Weltgesundheitsorganisation (WHO) jüngst anmerkten.

Ein beunruhigendes Szenario

So lautet denn eine Zwischenbilanz zur gegenwärtigen weltweiten Entwicklung: Alte, eigentlich vertraute Krankheiten, von denen man glaubte, man hätte sie im Griff, werden wieder virulent. Auch die Tuberkulose ist weltweit auf dem Vormarsch; immer häufiger kommt es zu Pest- und Choleraepidemien.

Darüber hinaus treten aber zusätzlich noch »neue«, aggressive Krankheiten wie Aids in einem Ausmaß auf, wie man es bisher kaum kannte und das die beteiligten Forscher in Alarmstimmung versetzt.

»Déjà-vu« zur Jahrhundertwende

Die zeitgenössische medizinische Diskussion ist geprägt von höchst beunruhigenden Prognosen und Einschätzungen. Sie betreffen in ihrer ganzen Härte zwar hauptsächlich die unterentwickelten Länder. Hinter unserer eigenen Haustür spielt sich aber ähnliches ab. Hier ist es z.B. die Lungenentzündung, der mit Antibiotika immer schwerer beizukommen ist. Resistente Erreger haben sich herausgebildet und verurteilen die Ärzte oft zu hilflosen Statisten. Ausgerechnet in den Krankenhäusern, die von den Patienten in der Hoffnung auf Heilung aufgesucht werden, stecken sich Jahr für Jahr viele Tausende von Menschen mit gefährlichen Krankheitserregern an; viele Betroffene sterben.

6

Der aufmerksame, in der Wissenschaftsgeschichte etwas bewanderte Beobachter hat heute ein recht unangenehmes »Déjà-vu-Erlebnis«: Das Ende des 20. Jahrhunderts ähnelt der Situation vor hundert Jahren. Auch damals gerieten die Bakterien (eben gerade frisch entdeckt) in die Schlagzeilen, und man verband mit diesen Kleinlebewesen alle möglichen Übel und mit ihrer Beseitigung das Glück des Menschen schlechthin. Heute, wieder kurz vor der Jahrhundertwende, sind die Bakterien erneut im Zwielicht und in den Schlagzeilen: Wir erfahren, daß die alten, vermeintlich überwundenen Infektionskrankheiten auf dem Vormarsch sind und werden mit der bangen Frage konfrontiert: »Kehren die großen Seuchen zurück?«.

Damals wie heute gibt man sich derselben bequemen aber gefährlichen Täuschung hin. Denn nur eine verschwindend kleine Zahl von Mikroorganismen wird dem Menschen überhaupt gefährlich. Die überwältigende Mehrheit des unsichtbaren Lebens kann dem Menschen nichts anhaben oder ist uns sogar (in Symbiose, wie die Darmbakterien) zugetan, und die Wissenschaft lobt manche von ihnen neuerdings sogar in höchsten Tönen als »heilende Keime«.

Stark machte der Mensch die schwarzen Schafe unter den Mikroben nur durch sein eigenes Fehlverhalten: früher unbewußt durch hygienische Mängel, infolge völliger Unkenntnis der Übertragungswege - dies war noch verzeihlich. Ganz und gar kein Ruhmesblatt sind dagegen die zweifelhaften Früchte des modernen, allzu kurzsichtigen Umganges mit den Mikroorganismen in unserem »aufgeklärten« Jahrhundert.

Die Schlüsselrolle des Immunsystems

Dies alles führt allmählich zum Umdenken in der Medizin und zu einem neuen, ganzheitlichen und an alte Traditionen anknüpfenden Verständnis der Heilkunst. So erinnert man sich an den alten, weisen und treffenden Lehrsatz: **»Medicus curat, natura sanat«** (der Arzt kuriert, aber die Natur heilt), der in gewissem Sinne das Motto für eine solche erneuerte Medizin abgeben kann. Denn angesprochen wird dabei eine höchst aktuelle und sehr moderne Erkenntnis: das **Immunsystem und seine Schlüsselrolle für unser Überleben** und **die Gesunderhaltung**.

Der Natur muß Gelegenheit gegeben werden, zu heilen, und dies geschieht nicht oder nur sehr unzulänglich mit Hilfe von **»Antibiotika«,** also gegen das Leben der Krankheitserreger gerichteten Mitteln (so die wörtliche Übersetzung des Begriffes). Weitaus erfolgversprechender ist es, mit **»Probiotika«** (für das Leben) die Natur des Menschen, also seine schützenden und erneuernden immunologischen Kräfte zu stärken und damit den von vielen Seiten her drohenden Krankheiten Einhalt zu gebieten.

7

Zu solchen »Probiotika« zählen aber nicht Medikamente, sondern vielmehr **»alte« natürliche (und im übrigen auch »nebenwirkungsfreie«) »Lebens«-Mittel, deren besondere Wirkung auf unsere Gesundheit schon lange Zeit bekannt war,** aber in unseren modernen Tagen leichtfertig unterschätzt wurde.

Mikroorganismen stärken das Immunsystem:

Probiotische Lebensmittel und andere »Gesundmacher«

Immer mehr wird bekannt, daß Mikroorganismen wie Milchsäurebakterien und Hefen einen positiven Einfluß auf die Darmgesundheit nehmen.

Eine wichtige Untersuchung der University of Washington in Seattle, veröffentlicht im *»Journal of the American Association«* (Bd. 275, S. 870), konnte Mitte 1996 die große Bedeutung dieses Forschungszweiges eindrucksvoll dokumentieren. Wissenschaftler haben darin alle einschlägigen Arbeiten ausgewertet, die in den vergangenen 30 Jahren zu den Wirkungen probiotischer oder »biotherapeutischer« Mikroorganismen publiziert wurden.

Ergebnis: die Möglichkeiten solcher Behandlungen werden immer noch gründlich unterschätzt und folglich viel zu wenig genutzt. Denn bestimmte Mikroorganismen (z.B. Bifidobakterien und Hefe vom Typ Saccharomyces/Bierhefe), die die Darmfunktion stärken und keineswegs krank machen, inszenieren im Bereich der Verdauungsorgane geradezu ein Feuerwerk an willkommenen Abläufen: Sie besetzen z.B. die »Anlegeplätze« an der Darmwand - und halten damit krankmachende Bakterien fern. Und sie stimulieren die Produktion von Antikörpern und stärken somit das Immunsystem, was zusätzlich vor einer Infektion über die Darmschleimhaut schützt. Vor allem sorgen sie dafür, daß die Krankheitserreger im Darm nicht überhand nehmen.

Dies ist z.B. im Anschluß an Antibiotika-Behandlungen von Bedeutung, bei denen die Darmflora regelmäßig in Mitleidenschaft gezogen wird, oder bei verschiedenartigen Störungen des Immunsystems und ausgeprägter Immunschwäche. Die Talente der probiotischen Mikroorganismen können aber auch im Hinblick auf eine allgemeine Stärkung unserer »immunologischen Kompetenz« genutzt werden, der Fähigkeit des Abwehrsystems also, auf Bedrohungen rasch und leistungsstark zu reagieren.

Dies meint z.B. auch der bekannte Internist und Darmexperte Prof. Dr. Heinrich Kasper von der Universität Würzburg. Er erinnert daran, daß die Wertschätzung der Milchsäurebakterien und auch Hefen teilweise weit zurückreicht. Weltweites Aufsehen haben, wie wir weiter unten noch sehen werden, entsprechende Erkenntnisse bereits vor rund 90 Jahren gefunden (I. Metschnikow, 1908). Und die bisherigen experimentellen und klinischen Studien legen die Überzeugung nahe, daß solche Nahrungskomponenten immunologische Abwehrmechanismen verbessern, Infekten vorbeugen, die Krebsentstehung im Dickdarm hemmen und möglicherweise Verstopfung und hohen Blut-Cholesterinspiegeln entgegenwirken. Bemerkenswert ist darüber hinaus, daß bestimmte Milchsäurebakterien -in diesem Falle ihre Stoffwechselprodukte- die Aktivität von Helicobacter pylori im Magen hemmen. Dieses Bakterium spielt, wie man erst seit wenigen Jahren weiß, bei der Entstehung von Gastritis, Magengeschwüren und Magenkrebs eine (mit-) auslösende Rolle.

Allerdings gilt es daran zu erinnern: Dies alles ist nicht eigentlich neu, sondern wurde erst durch den Rummel um die sog.»probiotischen Lebensmittel« ins Rampenlicht der Öffentlichkeit getragen. Denn bestimmte Schutzwirkungen von Sauermilchprodukten beispielsweise gegen Dickdarmkrebs waren seit längerem durchaus bekannt. Entsprechende Erzeugnisse werden lange schon angeboten, und man kann davon ausgehen, daß die enthaltenen Bakterien (z.B. Lactobacillus acidophilus und bifidus) auch bisher schon in den Darm gelangten.

Das meiste Neue, so lehrt dieses Beispiel wieder, kommt nicht wie ein Blitz aus heiterem Himmel auf uns nieder, sondern hat eine lange Vorgeschichte.

Der vorliegende Ratgeber hat deshalb seit seinem Erscheinen ständig an Aktualität gewonnen. Er gibt eine Bestandsaufnahme: Was wissen wir über die gesundheitsstärkenden Chancen, wie sie uns spezielle Mikroorganismen vermitteln? Und zutage gefördert werden dabei viele bemerkenswerte Zeugnisse aus der Vergangenheit und Gegenwart, welche die Forschung erst auf die Fährte dieser »probiotischen« Seitenlinie der Ernährung brachten. Die Wissenschaftler hatten es dabei im Grunde leicht: eine Fülle von Indizien drängten sich dem sorgfältigen Beobachter aus verschiedensten Forschungszweigen geradezu auf (Medizin, Hygiene, geschichtliche Überlieferung, Mikrobiologie, Ernährungslehre). Und viele dieser Hinweise führten, wie wir sehen werden, geradewegs zum wohl vielseitigsten Gesundheitsförderer im weiten Reich der Natur: zu den Hefen, und hier insbesondere zur Bierhefe, einer aus naheliegenden Gründen vom Menschen besonders gehegten Gruppe mikrobieller Helfer.

Warum einfach, wenn's auch kompliziert geht?

In gewisser Weise lebt in den aufgezeigten beiden »Wegen« (1. Einsatz von Antibiotika, die krankmachende Bakterien abtöten, 2.Stärkung der eigenen Abwehrkräfte u.a. mit Hilfe einer gesunden Ernährung) ein grundsätzlicher Konflikt der

Medizin fort, wie er schon zwischen **Robert Koch** *(1843-1910) und* **Max von Pettenkofer** *(1818-1901) vor gut 100 Jahren auf spektakuläre Weise ausgetragen wurde. Koch war Exponent der »neuen Zeit« und einer der erfolgreichsten Mikrobenjäger. Krankmachende Bakterien und nur sie allein, so das Credo dieser Richtung, waren für die verbreiteten Seuchen wie Tuberkulose oder Cholera verantwortlich. Pettenkofer vertrat ein anderes Konzept der Krankheitsentstehung und Ausbreitung, bekannt unter dem Stichwort der »Miasmalehre«. Damit es zu einer Infektion mit Cholera komme, so Pettenkofer, müßten immer mehrere Faktoren zusammenwirken: Als Faktor X bezeichnete er dabei den Cholera-Erreger; dieser allein jedoch bleibe harmlos, wenn nicht noch bestimmte Umweltbedingungen sowie eine »spezifisch miasmatische Infektion« hinzuträten (= Faktor Z).*

Sowohl die Krebsforschung als auch die Immunologie haben lernen müssen, daß es sehr **auf das »Milieu« ankommt,** *ob sich eine Krebszelle vermehren oder ein Krankheitserreger einnisten kann. Dies bewies Pettenkofer übrigens im berühmtesten Selbstversuch der Medizingeschichte. Vom eben gegründeten Institut für Epidemiologie (Hamburg) hatte er sich im Oktober 1892 die Probe einer Cholerabakterien-Kultur kommen lassen, und diese dann gleich getrunken. Außer einem starken »Gurren und Kollern im Unterleib« verspürte er daraufhin keine dramatischen Wirkungen. Richtiggehend krank wurde er nicht, und die Beschwerden hatten sich schon nach wenigen Tagen gelegt.*

Natürlich: Widerlegt war damit Kochs Auffassung keineswegs, und Pettenkofer konnte den Wandel hin zu einer streng naturwissenschaftlich orientierten Medizin nicht aufhalten. Er hatte jedoch in einer Art »letztem Gefecht« nochmals gezeigt, daß das allzu starre Modell (Krankheitserreger = zwangsläufige Erkrankung und alleinige Krankheitsursache) ergänzungsbedürftig ist. Für den Patienten unserer Tage ist dies geradezu eine frohe Botschaft. Sieger im ständigen Überlebenskampf kann langfristig nur derjenige werden, dessen körpereigenen, höchst durchschlagkräftigen Abwehrsysteme gut eingespielt und den Finten der Angreifer gewachsen sind. Und dafür, daß dem so ist, kann jeder von uns etwas tun: vor allem »noch gesündere« Lebensmittel in seinen Speiseplan aufnehmen. Sie bringen ein vielleicht lebensentscheidendes Plus. So etwa das Zweigespann Milchsäurebakterien und Bierhefe mit ihrem nachgewiesenen Einfluß sowohl auf die Darmflora wie auch das Immunsystem und dessen Durchschlagkraft. In diesem Sinne sind also »probiotische Alternativen« (in etwas weiter gefaßter Bedeutung) auf dem Speisezettel ein wirklicher Fortschritt und bringen uns einem großen Ziel näher: einer wirklich gefestigten, »wehrhaften« Gesundheit und dem Ideal einer Freiheit von chronischen Leiden und vorzeitigen Alterserscheinungen.

Bierhefe im Blickpunkt der Spitzenforschung

24. April 1996:

Führende Forschungsinstitute geben auf einer Pressekonferenz der Europäischen Union bekannt, daß der kleine Hefe-Organismus soeben wieder einmal ein neues Kapitel Wissenschaftsgeschichte geschrieben hat:

Die Bierhefe (Saccharomyces cervisiae) ist das erste komlexe, mit einem Zellkern ausgestattete Lebewesen, dessen Erbgut (DNS) vollständig entschlüsselt und beschrieben wurde.

Maßgeblich an dieser Pioniertat beteiligt war in diesem Fall -wie könnte es anders sein- in vorderster Linie Deutschland. Das Projekt, an dem darüber hinaus international etwa 100 Labors mitwirkten, lief seit 1989. Die Federführung lag bei den Universitäten München und Gießen sowie dem Deutschen Krebsforschungszentrum in Heidelberg, koordiniert wurde es vom Max-Planck-Institut für Biochemie (Martinsried bei München).

Warum hatte man die Hefe zu dieser Kraftanstrengung ausgewählt? Warum darüber hinaus gerade die Bierhefe?

Dies verstand sich fast von selbst: Der Mensch kennt den Mikroorganismus bzw. sein Wirken bereits seit vielen Jahrtausenden. Mit Hefe machte er seine ersten und überaus erfolgreichen Schritte in Richtung Biotechnologie (Hefeteig, Bier u.ä.). Die Bierhefe selbst, ihre Inhaltsstoffe und Enzyme werden überdies für viele pharmazeutische Anwendungen und in der Lebensmittelproduktion bereits vielfältig genutzt.

Diese auffällige und im Verlaufe der Geschichte immer wieder bestätigte besondere Beziehung zwischen **Hefe und Mensch** wurde nun auch durch die umfassenden DNS-Analysen untermauert und für zukünftige Nutzungen erschlossen. Denn die genaue Vermessung des Schatzes an Erbinformationen des Einzellers erstreckte sich nicht nur auf 16 Chromosomen mit mehr als 6.000 Genen und rund 12,06 Millionen Basenpaaren (den Bauelementen der Gene); sie zeigte auch, daß mehr als die Hälfte der Hefe-Gene den menschlichen Erbanlagen sehr ähnlich (= homolog) sind. Dies eröffnet z.B. der Medizin zukünftig neue Perspektiven zur Erforschung und Bekämpfung von Krankheiten, insbesondere der Krebsleiden. So haben die bisherigen Ergebnisse schon etwas Licht auf manche sehr spezielle Frage geworfen, etwa nach dem Transport von Stoffen oder der Übertragung von Signalen in der Zelle. Und es steht zu erwarten, daß der technologisch (Enzyme, Brot, Bier) und medizinisch (wertvolle Spurensubstanzen) so ungemein nützliche Einzeller auch auf dem Sektor der modernen Spitzenforschung noch für einige weitere Überraschungen gut sein wird.

11

Wie nahe im Falle der Bierhefe Tradition und Moderne liegen, zeigte auch eine Meldung, die fast gleichzeitig mit der Entschlüsselung des Hefe-Genoms für Aufsehen sorgte: Forschern der Universität Cambridge gelang es im Frühsommer 1996, »original altägyptisches« Bier nachzubrauen. Möglich wurde dies, nachdem bei Ausgrabungen in Tell el Amarna ein mehr als 3000 Jahre alter, aber gut erhaltener Küchenkomplex entdeckt wurde, der in seltener Vollständigkeit noch alle Geräte aufwies, welche die Brauer seinerzeit für ihr hochgeschätztes Handwerk verwendeten (weiter unten werden wir darüber noch mehr erfahren).

Diese aktuellen Fundsachen und »Meilensteine« aus sehr verschiedenartigen Wissenschaftsbereichen werfen ein Schlaglicht auf den hohen Stellenwert, der dem Wirken bestimmter unsichtbarer »kleiner Helfer« aus dem Mikrokosmos gerade in unseren Tagen zukommt. Insbesondere die Bierhefe bildete mit dem Menschen seit Anbeginn eine Art Schicksalsgemeinschaft, von der wir ungemein profitieren können - vorausgesetzt es gelingt uns, die Talente der »Winzlinge« verständig für unsere Interessen zur Entfaltung zu bringen.

»Der Arzt der mit Diät heilte«

Es kann als bemerkenswerte Konstante der Ernährungsforschung gelten: Wer immer sich mit der Nahrung als bester Gesundheitsvorsorge befaßte, stieß auf den wirkstoffreichen Mikroorganismus Hefe.

So ging es auch dem ebenfalls mit unkonventionellen Methoden arbeitenden, erfolgreichen Prominentenarzt **Henry G. Bieler**.

Nach dem 1. Weltkrieg verfiel er auf eine Idee, die verständlicherweise bei den Kollegen Kopfschütteln hervorrief: er betrieb seine Praxis nahezu ohne Medikamente.

Jede Zeit, so überlegte er, hat ihre besonderen Arzneien; und spätere Generationen verwerfen diesen »bewährten« Behandlungsschatz, brechen über »gesicherte« Therapien den Stab.

Ist der Patient deshalb nicht seit jeher kaum mehr als ein Versuchskaninchen, und erleidet er nicht vielleicht aufs Ganze betrachtet mehr Schaden durch die Therapie als er Nutzen dafür zurückbekommt?

Als eine Art Schlüsselerfahrung dieses »ewigen Patienten« erschien Bieler das Ende König Karls II. von England, dessen letzte Stunden ein Medizinalhistoriker folgendermaßen schilderte:

»Einst verlor der König in seinem Zimmer beim Rasieren das Bewußtsein. Und so sah die Behandlung des königlichen Arztes aus: dem rechten Arm wurde ein halber Liter Blut entnommen, dann acht Unzen aus der linken Schulter, darauf folgten ein Brechmittel, zwei Abführmittel und ein Klistier aus fünfzehn Substanzen. Sodann wurde der Schädel rasiert und eine Blase gezogen. Um sein Gehirn zu reinigen, wurde ihm Niespulver verabreicht, dann Schlüsselblumenpulver, um es wieder zu stärken. Dazwischen weitere Brechmittel, Linderungstränke und weiterer Aderlaß. Auch wurde den königlichen Füßen ein Verband aus Pech und Taubenmist angelegt. Um nichts ungetan zu lassen, wurden die folgenden Substanzen verabreicht: Melonen-

samen, Manna, Ulme, das Wasser der Vogelkirsche, Maiglöckchenextrakt, Pfingstrose, Lavendel, in Essig aufgelöste Perlen, Enzianwurzel, Muskatnuß und schließlich vierzig Tropfen eines Extrakts des menschlichen Schädels. Als letzter Ausweg wurde Bezoarstein verwendet. Doch der Patient starb.«

Glücklich, wer aus Gründen geringerer Prominenz und finanzieller Mittel sich seinerzeit keine fundierte ärztliche Behandlung leisten konnte!
Weniger wäre hier gewiß mehr gewesen, so darf man mit Fug und Recht behaupten. Und nach dieser Devise handelte Bieler, mit dem Ergebnis, daß er populär wurde als der Arzt, der »mit Diät heilt«. Seine Patienten kamen von weit her, und es waren große Namen darunter. Für alle hatte der dieselbe Mahnung: »Achtet auf die Ernährung!« Die Rezeptblöcke verstaubten in der Bielerschen Praxis. Stattdessen gab es detaillierte Anleitungen für den persönlichen Gesundheits-Speiseplan. Bestandteile darin waren rohe Milch, schonend gegartes Gemüse (einschließlich der mineralienreichen Flüssigkeit) und – als besonderes Kernstück der Behandlung – vor allem Hefe.
Letztere galt ihm als »reichste Quelle natürlicher organischer Vitamine und wirksamstes Gegengift gegen toxische Galle«, und Bieler meinte: »Wenn schlechte Eßgewohnheiten beseitigt sind, sollte Hefe immer einen besonderen Platz in der anschließenden Kost einnehmen. Therapeutisch gebraucht, ist es eines der wertvollsten Nahrungsmittel«.
Das wirklich Neue bei Ärzten wie Bieler war die positive Würdigung, die sie am Beispiel der Bierhefe den Mikroorganismen zuteil werden ließen.
Denn seit dem französischen Mikrobiologen *Louis Pasteur* und seinem deutschen Kollegen *Robert Koch* galten diese doch als schreckenerregende, mörderische Störenfriede, als eigentliche Feinde des Menschengeschlechts. Eine solche Auffassung war natürlich maßlos überzogen. Und sie stand im Gegensatz zu jener anderen Triebkraft des menschlichen Fortschritts: der Erfahrung. Denn lange schon wurden die besonderen Qualitäten beispiels-

weise der (Bier-) Hefe medizinisch genutzt, wie der nachfolgende medizinische Exkurs nachdrücklich belegt.

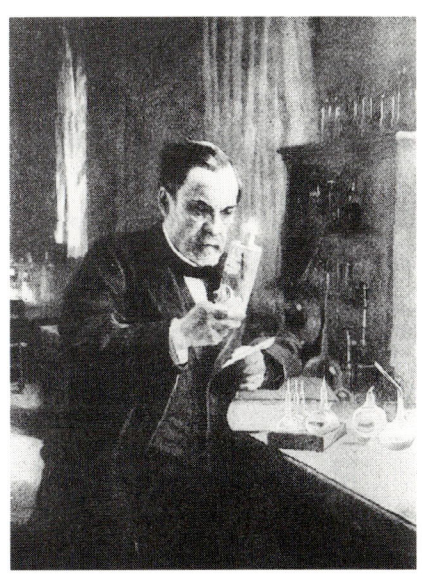

Louis Pasteur (1822-1995), französischer Chemiker und Bakteriologe. Erkannte 1865 lebende Hefezellen und andere Mikroorganismen als Ursache der Gärung. Die Konservierung von Lebensmitteln durch mäßiges Erhitzen (Pasteurisierung) wurde von ihm eingeführt. Ab 1881 begründete er die Schutzimpfung beispielsweise gegen Milzbrand und Tollwut.

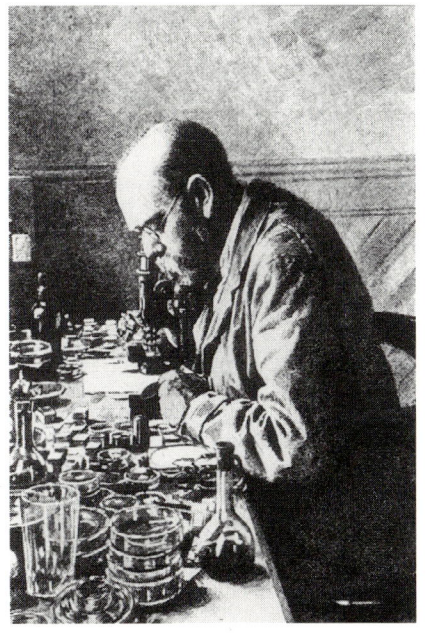

Robert Koch (1843-1910), deutscher Arzt und Bakteriologe. Entdeckte die Erreger des Milzbrandes, der Tuberkulose und der Cholera. Erhielt 1905 den Nobelpreis für Medizin.

Bier(hefe) als »göttliche Medizin«

Bier und Bierhefe müssen wir, betrachten wir die Sache geschichtlich, in einem Atemzug nennen. Warum dies so ist, wird im folgenden bald deutlich werden.

Ausgiebigen Forscherstreit gab es über die Frage, wie lange das beliebte Getränk schon die Kehlen unserer Altvorderen befeuchtet. Sind es 5.000 Jahre? Mit großer Wahrscheinlichkeit mehr. Aber schon die Fragestellung enthält einen Fehler. Denn Bier war von Anfang an weniger ein Getränk als eine Speise.

Und ebenfalls von Beginn an begegnet uns das hochgeschätzte Nahrungsmittel im Zusammenhang mit medizinischen Fragen. Dies gilt schon für den *Papyrus Ebers*, immerhin »ältestes Dokument der Medizinalgeschichte Ägyptens«, benannt nach dem Altertumskundler *Georg Ebers*, der die in Theben bei Ausgrabungen entdeckte Schriftrolle im Jahre 1872 erstanden hatte. Das Dokument – eine Art »medizinisches Handbuch der Alten Ägypter« – datierte man auf ca. 1550 v. Chr., und bereits hier finden sich konkrete Empfehlungen zum arzneilichen Gebrauch von Bier, z.B. »um Krankheiten in dem Bauch auszuschließen«, oder als »Mittel gegen Niedergeschlagenheit«.

Übrigens: Wenn man heute von München als »Welthauptstadt des Bieres« spricht, so stand dieses Prädikat vor etlichen Tausenden von Jahren einem kleinen, im Nildelta gelegenen Städtchen mit Namen Peluse zu.

Das Trinken von Bier soll der Überlieferung nach das Volk der *Juden während ihrer ägyptischen Gefangenschaft* davor bewahrt haben, Opfer der Lepra zu werden, die bereits damals verarmte Regionen und sozial benachteiligte Schichten des Pharaonenreiches heimsuchte.

Der römische Geschichtsschreiber *Plinius* (23-79 n. Chr.) berichtete davon, daß die ägyptischen Frauen den »Schaum des Bieres benutzten, um die Frischheit ihrer Haut zu verbessern«.

Es ist unverkennbar: bei den alten Quellen zu medizinischen Wirkungen des

16

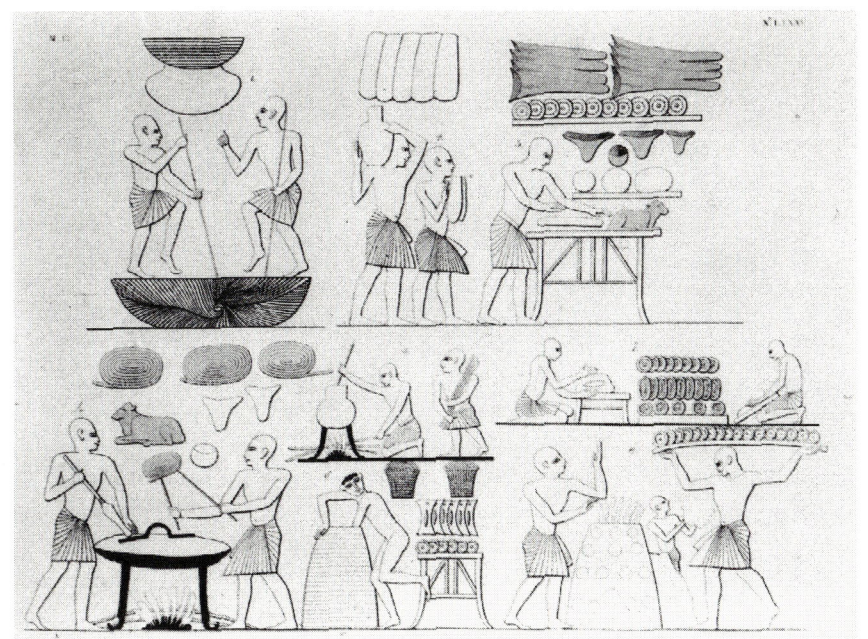

Die Brauer waren im Ägypten des Altertums ein hochangesehener Berufsstand und rangierten im Ansehen gleich hinter der Priesterschaft. Schon die ältesten archäologischen Zeugnisse belegen, daß Getreide, Bier und Hochkultur einen Dreiklang bildeten. Das Bier war damals jedoch in erster Linie ein Lebensmittel, enthielt wenig Alkohol, dafür jedoch umso mehr nährende, gesunderhaltende Bestandteile. Vor allem der Gehalt an Bierhefe machte es in der antiken Medizin zum häufig gebrauchten und wirksamen Heilmittel bei inneren und äußeren Erkrankungen.

Bieres ist charakteristisch, daß man dem »Bodensatz« oder »Schlamm« des Bieres (= Bierhefe) besondere Heilkraft und Bedeutung beimaß. Dieser besonderen Nahrung regelmäßig zuzusprechen, galt geradezu als Versicherung für ein langes und gesundes Leben. Und die Ärzte des Altertums waren ihrer Zeit weit voraus, wie der Wissenschafts-Autor *Jürgen Thorwald* schreibt, »indem sie Hefe nicht nur bei Darmbeschwerden, sondern vor allem als inneres Mittel gegen Hautgeschwülste verordneten und zu Verbänden für Schwellungen und Geschwüre an den Beinen benutzten. Die Wirkungsweise wurde erst verständlich, als die Vitaminforschung in den Hefen das Vitamin B entdeckte und als sich herausstellte, daß auch in der Hefe antibiotische Stoffe stecken, die vor allen Dingen gegen die Erreger der Furunkulose wirken«.

Auch für **Hippokrates von Kos** (460-377 v. Chr.), Begründer der Medizin im modernen Sinne, galt Bier bzw. Bierhefe als Heilmittel, z.B. »bei der Bekämpfung von Fieber« und als Diuretikum.

In der Arzneimittellehre von **Dioskurides**, einem Arzt und Pharmakologen des 1. Jahrhunderts nach Christus, hatte die Hefe bei verschiedenen Leiden ihren Platz, ebenso wie gut tausend Jahre später im Lehrbuch für angehende Ärzte des persisch-arabischen Kollegen **Avicenna** (980-1037).

Und man bedenke: Hippokrates (dieser für über zwei Jahrtausende!), Dioskurides und Avicenna waren bis zur Aufklärung und zur Morgenröte der naturwissenschaftlich geprägten Medizin unserer Zeit unangefochtene Autoritäten, gewissermaßen die – ideellen – »Platzhirsche« des Berufsstandes.

Kaum weniger nachwirkungsreich praktizierte rund 100 Jahre nach Avicenna ein paar tausend Kilometer entfernt die Äbtissin, Mystikerin und »erste Ärztin« **Hildegard von Bingen** (1099-1179). Sie verfaßte wohl einen der ersten Gesundheitsratgeber im modernen Sinne (»Causa et Curae«), und ihre Aufforderung »Man trinke Bier!« fiel, wie man im Rückblick sagen muß, in unseren Landstrichen auf fruchtbaren Boden. Die heilkundige Äbtissin wollte diese Empfehlung allerdings als Kur bei Erkrankungen verschiedenster Art verstanden wissen, nicht etwa als hochdosierte Dauermedikation.

Hildegard stand mit ihrem Faible für das populäre Getränk nicht allein. In der **Klostermedizin** des Mittelalters galt Bier mitunter als wirksames Mittel, Seuchen von der Gemeinschaft fernzuhalten. Außerdem gibt es Zeugnisse dafür, daß das Bier in der ältesten und berühmtesten ärztlichen Lehreinrichtung jener Zeit, der Medizinischen Fakultät von Salerno, nicht nur Gegenstand des akademischen Umtrunks, sondern auch von Vorlesungen zur Arzneimittelkunde war.

Geradezu sprichwörtlich wurde jene Einschätzung des Gerstensaftes, die sich in den Schriften von **Paracelsus** (eigentlich Theophrastus von Hohenheim, 1494-1541) findet, einem »jener wenigen Ärzte, deren Worte weitergewirkt haben über ihr Leben hinaus bis in unsere Zeit«: das Bier erscheint hier als »göttliche Medizin« für jeden Kranken, insbesondere bei Verdauungs- oder Steinleiden. Es steigere den Harnfluß und befördere dadurch die »inwendigen Steine, so sich im Körper ansammeln« nach außen.

Auffällig war auf jeden Fall, daß in der Praxis immer wieder auf die geradezu sichtbare Wirkung des Bier(hefe)-Genußes abgehoben wurde, die in einer Verschönerung der Haut zum Ausdruck kam (so beispielsweise die Beobachtungen des Frankfurter Arztes *Jacob Theodor Taberaemontanus* um die Mitte des 16. Jahrhunderts) – ein Effekt, den man, wie wir gesehen haben, schon im Ägypten des Altertums schätzte und nutzte und der weit über bloße Kosmetik hinausreicht: ist doch die Haut nicht nur Spiegel der Seele, sondern auch sichtbarer Widerschein von verborgenen, im Körper und seinen Organen ablaufenden Prozessen.

Seinem Charakter nach war das Bier lange Zeit eine Art wirkstoffreiche, flüssige Frischkost und kam ungefiltert mit hohem Hefeanteil zum Verbraucher. Wegen der zahlreichen enthaltenen Begleitsubstanzen war es nicht lange haltbar, und es gab überdies noch keine so ausgeklügelten Kühlsysteme wie dies heute der Fall ist. Die Konsumenten bedienten sich direkt bei den Verkaufsstellen der Hersteller – »rund um den Schornstein«, wie man sagte –, was kein Kunststück war: denn Klein-Brauereien gab es in (fast) jedem Stadtteil und jeder Ortschaft.

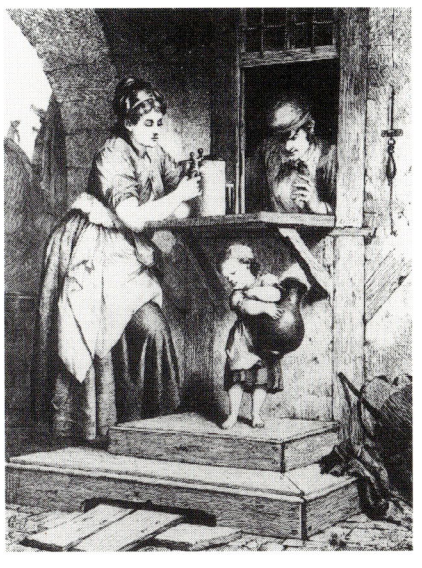

Anfang des 18. Jahrhunderts verschrieb sich der englische Arzt *Dr. Thomas Fuller* (1654-1734) geradezu mit Inbrunst einer solchen »Gesundheit aus dem Faß«, und pries die bedeutenden pharmakologischen Wirkungen seines Lieblingsgegenstandes in nicht weniger als 8 Bänden.

800 Rezepturen gegen alle nur denkbaren Zipperlein und ernstere Gebrechen waren hier niedergelegt, zur »Erfrischung der Därme« etwa oder zur »Verdünnung des Blutes« und Beseitigung von Leberstauungen.

Auch wenn bei Dr. Fuller vielleicht die Neigung zum Ale der Vater seines wissenschaftlichen Feuereifers war, wurde so manche der behaupteten Wirkungen später tatsächlich bestätigt. Interessant war übrigens auch der deutliche Hinweis des Kenners darauf, daß »je dicker das Bier ist, je mehr macht es geschmeidig, füllt und ernähret«. Die hauptsächlichen stoffwechselwirksamen Bestandteile entstammen nun einmal, wie man heute weiß, den damals noch reichlich vorhandenen Begleitsubstanzen im Bier, also vor allem der Bierhefe.

Der Umstand, daß auch eher zwielichtige Gestalten wie der berühmtberüchtigte Jahrmarkts-Doktor Eisenbarth mit Bier kurierten (»Hatt' einst ein Fräulein Auszehrung,/ dem goß ich Braunbier in die Lung'«), spricht ja nicht gegen den Gerstensaft, sondern vielmehr dafür, daß sich die entsprechende reiche Überlieferung aus der Antike und dem Mittelalter noch lange bei den Praktikern der Medizin erhalten hatte.

Auf jeden Fall kann man feststellen, daß sich beim Bier die Assoziationen zu Begriffen wie Arznei oder Heilkunde wie selbstverständlich über die Jahrtausende immer aufs neue einstellten. Am treffendsten hat dies wohl Anfang des 18. Jahrhunderts **Dr. J.F. Henckel**, seines Zeichens Stadtphysikus zu Leipzig und Mitglied der Medizinischen Fakultät in Paris auf den Punkt gebracht, als er nämlich schrieb: »An gutem Bier ist mehr gelegen als an medizinischen Goldessenzen, Herzpulvern und derlei sieben Sachen. O wenn doch die Obrigkeiten darauf dächten, wie die Leute allezeit hierinnen zu versehen wären! Ich will es allen in einen Traktate zu Gemüte führen, die dabei etwas zu tun und zu sagen haben, daß Brauhäuser und Bierkeller die vornehmsten Apotheken sind«.

Damit jedoch nicht genug. Diese Tradition der Wertschätzung gipfelte schließlich vor nur wenig mehr als 100 Jahren im Urteil des berühmten französischen Physiologen **Claude Bernard** (1813-1878), der da kurz und bündig befand, Bier sei »eine unentbehrliche Substanz zur Aufrechterhaltung des Phänomens eines gesunden Organismus und zur kontinuierlichen Wiederherstellung der Teile eines kranken Organismus«.

Bier also als essentieller Nahrungsbestandteil? Ganz so weit wird man heute sicherlich nicht gehen wollen, zumal sich das Bier in seiner Zusammensetzung seit Bernards Tagen gravierend verändert hat.

Und so vorteilhaft sich der Gerstensaft auch im Hinblick auf die Gesundheit erwies (auch Pfarrer **Sebastian Kneipp** schwor auf besonderes, hefehaltiges Gerstenwasser), so war doch in den Trunk immer auch ein Wermutstropfen eingemischt: der Alkohol. Man konnte es beim Biergenuß auch übertreiben und tat dies nicht selten. So schlug der Nutzen durch Mißbrauch leicht in Schaden um. In unserem Jahrhundert setzte man dem Ganzen noch die Krone auf, indem man das Bier klärte, also Verfahren entwickelte, um die festen Begleitstoffe, vor allem die Bierhefe, gründlich auszufiltern.

Fossilformen anderer Mikroorganismen waren es, welche die Hefe aus dem Bier »vertrieben«: Filter aus Kieselalgen (Kieselgur). Als *Leeuwenhoek* im Jahre 1683 den Gerstensaft unter die Lupe nahm, wimmelte es darin von kugelförmigen Lebewesen. Dieses Schauspiel bot sich dem findigen Holländer nur deshalb, weil seinerzeit der Gerstensaft »naturtrüb« über die Theke ging. »Klares« Bier, wie wir es heute kennen, gibt es erst seit vergleichsweise kurzer Zeit. Mit der systematischen Filtration begann man in München um das Jahr 1880. Später wurde ein spezieller Kieselgurfilter entwickelt, mit dem man heute in der Regel arbeitet. Grundstoffe sind dabei versteinerte, urzeitliche Kieselalgen, die in den Meeren der Vorzeit gebildet und abgelagert wurden. Der dadurch ermöglichte »ungetrübte Genuß« bei den Freunden des Bieres hat jedoch auch seine Nachteile. Denn außer im Hinblick auf die Haltbarkeit verliert das Produkt durch eine solche Behandlung nur, und zwar an jenen wertvollen, gesunderhaltenden Bestandteilen, die den Gerstensaft über die Jahrtausende hinweg eine so zentrale Rolle innerhalb verschiedenster Kulturen haben spielen lassen.

Natürlich: der Verbraucher wollte es so haben, und für die Produzenten brachte dies auch den Vorteil der besseren Haltbarkeit mit sich; unzweifelhaft waren damit die wesentlichen, für unser Wohlergehen so hilfreichen Werte mit ausgetrieben worden.

Gleichzeitig schied sich damit in gewissem Sinne jedoch auch die Spreu vom Weizen, das Genußmittel von den eigentlich beim Brauprozeß geschöpften gesundheitsdienlichen Werten. Für letzteres steht seither die Bierhefe, gewissermaßen als Quintessenz der überlegenen ernährungsphysiologischen Wucht, die allein schon der (gemälzten) Gerste als dem Ausgangsmaterial beim Brauprozeß innewohnt.

Bereits dieser kleine Ausflug in die Geschichte zeigt sehr deutlich: seit der Antike hatten sich beispielsweise beim Bier, einem der ältesten Gärungsprodukte, erstaunliche Kräfte geltend gemacht, deren Natur über lange Jahrtausende jedoch im Dunkeln blieb. Verborgen deshalb, weil kein Mensch mit bloßem Auge in der Lage war, die hilfreichen und tätigen Geister bei der Arbeit zu sehen. Als sich dann allerdings der Schleier über diesem Geschehen schließlich lüftete, so geschah dies nicht an einer der gelehrten Universitäten. Die Enthüllung vollzog sich ganz profan im Hinterzimmer eines Krämerladens.

Leeuwenhoek erfindet das Mikroskop

Ein »holländischer Kolumbus« auf Entdeckungsreisen im heimischen Wohnzimmer. Triumph für einen Autodidakten. Das Mikroskop enthüllt eine Wunderwelt winzigster Lebewesen.

Ohne sich aus jenem Hinterzimmer fortzubewegen, hatte der Holländer *Leeuwenhoek* eine neue Welt aufgesucht, und er, der nur in Jugendjahren über die Stadtgrenze seiner Vaterstadt Delft hinausgekommen war, wurde zum größten Entdecker seit den Tagen von Christoph Kolumbus.

Leeuwenhoek verließ sich dabei allein auf die eigenen Kräfte und die selbstersonnene Ausrüstung für seine stationäre Expedition: die geschliffenen Linsen von Mikroskopen Marke Eigenbau. Dies war seine Leidenschaft, ja Besessenheit. Den Tag verbrachte er im Krämerladen, später als Pförtner im Rathaus zu Delft. In der freien Zeit jedoch schliff er Gläser und erlangte darin mit der Zeit eine Fertigkeit, wie sie von keinem Fachmann seiner Zeit erreicht wurde.

Antonie van Leeuwenhoek (1632-1723) war ein genialer Tüftler und ein Fanatiker der Präzision. Mit seinem Mikroskop schaffte er eine etwa 270fache Vergrößerung und machte damit, wie einmal gesagt wurde, das »Tor auf zum Blick in eine bis dahin völlig unbekannte Welt: in den Mikrokosmos«.

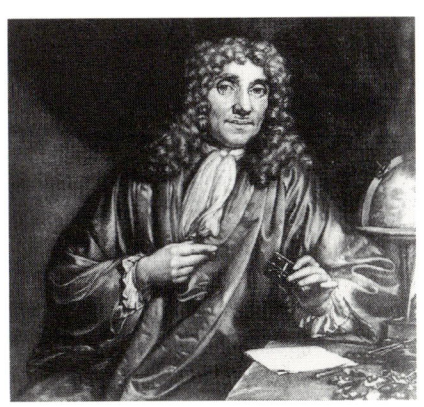

Was trieb ihn wohl an, diesen eigensinnigen »Durchschnittsmenschen« und Perfektionisten, diesen universitär unverbildeten Bastler?

Wahrscheinlich war er eine echte Forschernatur, und seine Neugier ging den ursprünglichen Weg: übers Auge.

Nicht durch Nachdenken vermeinte er, den Dingen auf den Grund gehen zu können, sondern dadurch, daß er sie sich genau ansah.

Und das tat er denn auch, und am liebsten in den damals höchstmöglichen Vergrößerungen.

Die Menschen um ihn herum sahen darin keinen Sinn; sie meinten, dadurch würden die Gegenstände – Holzstückchen, Pflanzensamen, Blätter, Insekten – eben nur größer erscheinen. Das Ganze erschien ihnen mehr als ein Spaß, und so galt Leeuwenhoek in der Stadt als »närrischer Pförtner«.Das Urteil der Straße behielt unrecht. Nicht das schon Bekannte in neuen Dimensionen war es, was unter der enthüllenden Macht der Linse so fesselte. Was gefangennahm, war ein neuer Kosmos von Dingen, von rätselhaften Erscheinungen und Vorgängen, eine staunenswerte neue »terra incognita«.

Und in einem Regentropfen entdeckte er schließlich jene Winzlinge, jene wunderbaren kleinen Wesen, von denen dieses Buch handelt und die dem Menschen – ohne daß dieser es auch nur ahnte – seit jeher Segen und Verderben zu bringen vermochten.

»Levende Dierkens« und »elende Biestchen« nannte Leeuwenhoek sie – ein bißchen erschrocken –, wie sie da unter dem Mikroskop im Wasser trieben und sich sogar fortbewegten, tausendmal winziger als die bis dahin bekannten kleinsten Lebewesen.

Als Leeuwenhoek schließlich auf Vermittlung eines englischen Gelehrten seine Erkenntnisse der Royal Society in London mitteilt, trifft er auf Entsetzen und ungläubige Skepsis. Die Macht der Tatsachen ist jedoch überwältigend. Die gelehrte Gesellschaft beugt sich dem Autodidakten. 112 Briefe werden es in der Folge, die aus Delft eingehen, und jeder einzelne von ihnen kündet von neuen Wundern und Seltsamkeiten.

Der Holländer sah nicht nur als erster Mensch die Mikroben, er zeichnete sie auch und machte damit den Anfang bei der systematischen mikrobiellen Forschung.

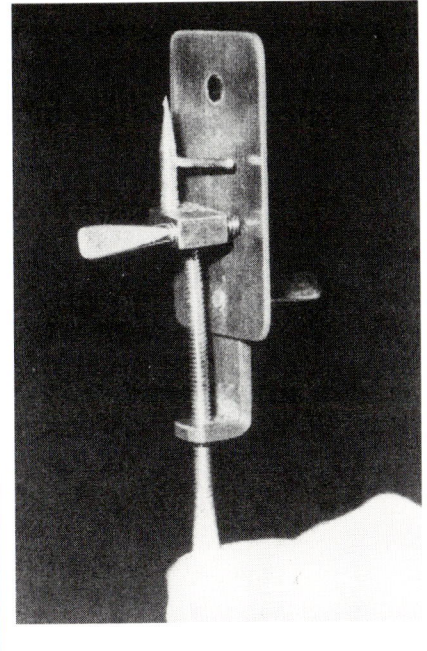

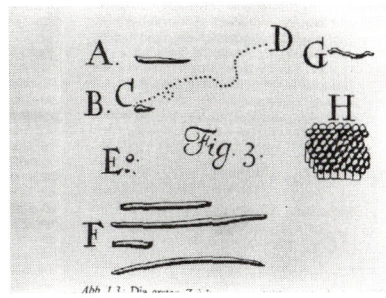

So ziemlich alles – was ihm seine im Vergleich zu heute unzulänglichen Geräte erlaubten – hat Leeuwenhoek im Laufe von vielen Jahrzehnten gesehen und kartographiert: verschiedene Formen von Kleinlebewesen in Gestalt von Stäbchen, kleinen und größeren Kugeln. Er tat dies, ohne natürlich bereits zu wissen, womit er es hier zu tun hatte, und benannte die Erscheinungen als »Biestchen«. Noch der Naturforscher Ehrenberg hielt die von ihm beobachteten Mikroorganismen für monadenartige Tierchen. Erst seit Mitte des vorigen Jahrhunderts unterschied man zwischen Bakterien, Hefen und Schimmelpilzen.

Daß sich manche unter den »elenden Biestchen« tatsächlich als solche erweisen und dem Menschen gefährlich werden könnten, davon war bei Leeuwenhoek noch keine Rede, diese Möglichkeit deutlich zu machen, blieb dann 200 Jahre später Louis Pasteur vorbehalten.

Und doch hat der ungelehrte Autodidakt mit seiner vorurteilslosen Beobachtung am Ende Recht behalten.

Denn wie wir sehen werden: In diesem ganzen Ozean an unsichtbarem Leben, das um uns herum brandet und brodelt, schimmert die Gefahr für das höhere Leben nur vergleichsweise selten auf. Der Mensch hatte sich weitgehend mit den Mikroben arrangiert und überdies einige Fertigkeit darin erlangt, deren »Wildheit« zu domestizieren.

Schon Leeuwenhoek konnte wahrnehmen, daß die »Tierchen« ein selbstverständlicher Teil unserer Umgebung sind. Und mehr noch als das Prinzip der Konkurrenz – dem alle belebte Welt unterliegt–, hat sich im Laufe der Entwicklungsgeschichte auch das Konzept der Kooperation durchgesetzt: Leben und leben lassen.

Sehen wir uns die Blätter einer Pflanze an, wie dies der närrische Holländer tat: darauf befinden sich Myriaden unterschiedlichster Bakterien oder Hefen. Fühlt sich die Pflanze wohl dadurch belästigt? Im Gegenteil. Sie gedeiht in dieser Gesellschaft meist sehr gut. Und ein eindrucksvolles Beispiel für solche friedliche und sogar nutzbringende Nachbarschaft sei an dieser Stelle noch angefügt: im Bereich des Wurzelwerkes sind die Dienste der sog. Knöllchenbakterien eine Grundvoraussetzung dafür, daß die Pflanzen bestimmte Nährstoffe überhaupt verwerten und damit erst gedeihen können.

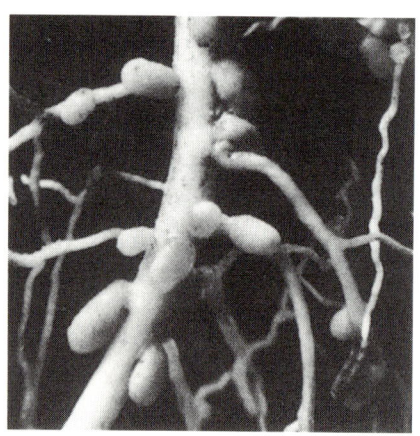

Knöllchenbakterien, auch Rhizobien genannt, leben in echter Symbiose mit Pflanzen, wie beispielsweise der Lupine und anderen Hülsenfrüchtlern. Sie binden den für die Pflanze lebenswichtigen Stickstoff aus der Luft und stellen ihn der Pflanze zur Verfügung.

Belagert von Bakterien?

»Die Zahl der Krankheitserreger verhält sich zur Gesamtzahl der Mikroorganismen wie die Zahl der Raubmörder zur Gesamtbevölkerung«.

Nicht anders als in der umgebenden Natur liegen die Verhältnisse beim Menschen. Könnten wir uns mit »Mikroskopaugen« selbst betrachten, müßte es uns grauen: Auf, um uns herum, und in uns pulsiert es geradezu von Mikroben verschiedenster Gestalt, besonders von Bakterien. Würden wir nur einen winzigen Fleck auf der Haut unter die Lupe nehmen, so drängelte sich dort eine Horde von gut 50.000 dieser agilen Kleinorganismen.

Und welches Drama erst im Darm: 30 bis 50 Trillionen Keime (1 Trillion = 1 Million Billionen) verlassen auf diesem Wege täglich unseren Körper!

Eine wahrhaft furchterregende Streitmacht. Wissen wir doch, daß es darunter arge Gesellen mit üblem Leumund gibt, die uns nachhaltig zuzusetzen vermögen – wenn man ihnen freie Hand gibt.

Doch mit den Bakterien und Kleinorganismen verhält es sich ähnlich wie mit den Menschen unseres Lebenskreises. Es befindet sich darunter eine mehr oder minder große Zahl uns wohlgesonnener Individuen. Der größere Teil wird uns eher gleichgültig gegenüberstehen. Und schließlich mag es gelegentlich auch vorkommen, daß aus der bunten vielzähligen Schar von Zeitgenossen uns auch ein Feind erwächst.

Macht man sich diese Relationen bewußt, so befindet sich die Menschheit – seit *Louis Pasteur* und *Robert Koch* – bis heute im Stadium der Paranoia, also des Verfolgungswahns.

Gegen die Mikroben werden wir uns nie durchsetzen. Denn gelänge dieses Unternehmen, so würden wir uns selbst damit gleich mit auslöschen.

Wir müssen vielmehr diese unseren Augen verborgene Welt besser verstehen lernen, was natürlich auch heißt, daß besonders virulenten Exemplaren unter den einzelligen Winzlingen entschieden und mit allen Mitteln modernster Seuchenmedizin Paroli geboten wird.

Das Hauptaugenmerk sollte jedoch darauf gelegt werden, die besonderen Begabungen der Kleinlebewesen zu erkennen und zu nutzen. Denn es ist bislang viel zu wenig bewußt, daß sie das höhere Leben zum Teil nähren und erhalten. Sie stehen zu uns nicht in Konkurrenz, sondern arbeiten uns mit ihrem überlegenen biochemischen Können zu (Symbiose).

Darüber werden wir in diesem Buch noch einiges berichten.Und von dieser eigentümlichen Kompetenz der Mikroorganismen in Sachen Lebenserhaltung sollten und können wir ganz bewußt profitieren!

Wichtige Fakten über Mikroorganismen

Vor der Erfindung des Mikroskopes galt die Käsemilbe als kleinstes Geschöpf unter Gottes Sonne. Wenn man heute von Mikroorganismen spricht, so sind in aller Regel *Bakterien* gemeint, eine Lebensform zwischen Tier und Pflanze, sowie *Algen*, *Hefen* und *Schimmelpilze*, einzellige Lebewesen, die dem Pflanzenreich zugezählt werden. Alle diese Organismen bevölkern in vielfältiger Variation und Zahl unseren Planeten.

A. Der allgemeine Nutzen von Mikroorganismen

Bakterien z.B. erweisen sich als Meister gleichermaßen des Ab- wie des Umbaus.

Führen wir uns zum besseren Verständnis hierzu die grundsätzliche Einteilung in 3 Reiche der Lebewesen vor Augen: Tiere, Pflanzen und Einzeller.

Der Begriff Mikroorganismen für diese Einzeller bezieht sich auf die geringe Größe dieser Lebewesen, die aus diesem Grunde nur mit Hilfe des Mikroskopes sichtbar werden.

■ Die Mikroorganismen zeichnen sich durch große physiologische Vielseitigkeit und Flexibilität aus, durch rasches Wachstum und hohe »Stoffbildungsraten«.

■ Während die grünen Pflanzen mit Hilfe der Photosynthese die großen Stoffproduzenten sind, zählen die Mikroorganismen, von wenigen Ausnahmen abgesehen, zu den Konsumenten, d.h. sie verbrauchen einen großen Teil der durch die Pflanzen gebildeten Biomasse. Die große Bedeutung der Mikroorganismen besteht auch in der Fähigkeit, die organische Substanz von abgestorbenen Tieren und Pflanzen abzubauen und zu mineralisieren. Die Mikroorganismen stellen so die Stoffkreisläufe in der Natur sicher.

Nur auf diese Weise kann wieder »zu Erde werden, was von Erde genom-

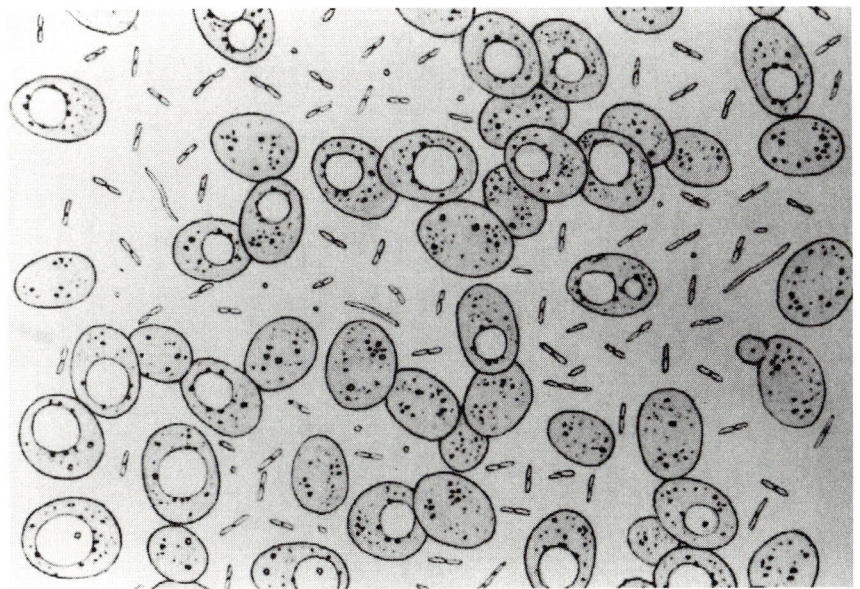

Hefen (große Zellen) und Milchsäurebakterien (kleine Stäbchen) unter dem Mikroskop.
Mikroorganismen nennt man die mit dem bloßen Auge nicht sichtbaren einzelligen Lebewesen, wie etwa Bakterien, Algen oder Hefen. Reihte man 1000 Bakterien aneinander, so würde diese Kette doch nur eine Länge von einem Millimeter erreichen. Von den deutlich größeren Hefen benötigte man zu diesem Zweck immerhin noch eine gute Hundertschaft.

men ist« und der Kreislauf des Werdens und Vergehens in der Natur aufrechterhalten werden.

Die Tätigkeit der Myriaden von Mikroorganismen stellt somit gewissermaßen die »Ursuppe« dar, in der und durch die sich alles Leben entwickelt. Sie bilden ein buchstäblich zahlloses Heer von Gärtnern, die das Feld der Natur unermüdlich bestellen, die Möglichkeit schaffen, daß die Saat aufgeht und selbst in steinernen, unwirtlichen Einöden erblüht.

Dies ist die allgemeine Seite der Bedeutung der Mikroorganismen für unser und unseres Planeten Schicksal.

B. Mittelbare Vorteile

Die kleinen Weltenbaumeister erfüllen jedoch darüber hinaus für uns Menschen noch spezielle Aufgaben. Die in ihnen angelegten Möglichkeiten lassen sich gezielt und bewußt in unserem Sinne und für unser Wohlergehen nutzen (siehe auch Tabelle 1):

■ Wenn wir es persönlich direkt mit Mikroorganismen zu tun haben, dann vor allem einmal mit solchen, die uns *symbiotisch* – in einer Art »Hausgemeinschaft« zu beider Vorteil – verbunden sind. Mensch und Einzeller sind eine ursprüngliche Lebensgemeinschaft eingegangen, und Legionen solcher kleinen Helfer bevölkern beispielsweise unseren *Verdauungstrakt* (Darmflora); sie finden dort einen günstigen Lebensraum und helfen ihrerseits dabei, ansonsten unverwertbare Nahrung für die menschlichen Verdauungskräfte aufzuschließen und auch sonst – wie wir noch erfahren werden – manches Gute zu tun (Vitaminsynthese, Immunabwehr). Welch wertvollen Beitrag sie hierbei für unsere Gesunderhaltung leisten, erkennen wir meist erst, wenn die »gute« Bakterienflora beispielsweise durch Bestrahlung, Medikamente oder andere Chemikalien zerstört wurde.

■ Zur Gruppe der »Nützlinge« zählen auch die Schimmelpilze, welche durch bestimmte Ausscheidungsprodukte (Penicillin, Antibiotika) Krankheitserreger in Schach zu halten vermögen.

Tabelle 1: **Nützliche Mikroorganismen**

	Produkt	wissenschaftlicher Name
Bakterien		
A. Milchsäurebildner	Sauerkraut	Leuconostoc mesenteroides
	Sauerteig	Lactobacillus brevis
	Sauermilchprodukte	Lactobacillus bulgaricus
B. Essigsäurebildner	Speiseessig	Acetobacter aceti ssp.
C. Aminosäurebildner	Glutamat	Corynebacterium glutamicum
D. Vitaminproduzenten	Vitamin B_{12}	Propionibacterium ssp.
Algen		
A. Geliermittel in der	Agar-Agar	Rotalgen
Lebensmittelindustrie	Carrageen	Rotalgen (Rhodophyceae)
B. Einzellerprotein		
(single cell protein)		Grünalgen (Spirulina)
Hefen		
A. Alkoholbildung	Bier	Saccharomyces carlsbergensis
	Wein	Saccharomyces cerevisiae ellips.
B. Kohlendioxidbildung	Backhefe	Saccharomyces cerevisiae
(Triebmittel für die	Sauerteig	Candida crusei
Backwarenindustrie)		
C. Einzellerprotein	Vitamin D	Saccharomyces carlsbergensis
D. Vitaminlieferant	Vitamin D	Saccharomyces carlsbergensis
Schimmelpilze		
A. Geschmacksgeber	Käse (Roquefort)	Penicillium roqueforti
	(Camembert)	Penicillium camemberti
B. Antibiotikabildner	Penicillin	Penicillium notatum

Aus der Tabelle erkennt man, daß die Hefen sowie dieMilchsäure- und Essigsäurebakterien die – ernährungsphysiologisch gesehen – wichtigste Rolle für uns Menschen spielen.

■ Schließlich haben Mikroorganismen für unsere Ernährung Bedeutung erlangt, indem sie Lebensmittel verändern können. Sie »vergären, säuern, würzen, aromatisieren seit Jahrtausenden im Dienste der Menschheit«. Milchsäuregärung z.B. macht Gemüse oder Milch haltbar. Hefen und Milchsäurebildner lassen aus Getreide neue Produkte entstehen (Sauerteig, Bier u.ä.).

C. Direkter Gewinn

Was wir bisher hier beschrieben haben, ist so etwas wie der »mittelbare« Segen aus dem Mikrokosmos. *Direkten* Zugriff auf dieses schier unerschöpfliche Reservoire ermöglichen dagegen die Einzeller selbst als Quellen für unsere Nähr- und Wirkstoffbedürfnisse (Eiweiß, Vitamine, Spurenelemente). Und auf diesem Sektor beherrscht die Hefe so gut wie konkurrenzlos das Feld. Ihren Reichtum an Inhaltsstoffen hat der Mensch über Jahrtausende hinweg bereits genutzt; dies jedoch unbewußt, z.B. beim Genuß von hefehaltigem Bier oder Kefir.

Einige der besonderen Talente der Mikroorganismen haben wir also nun bereits skizzenhaft kennengelernt, und wir werden darauf im einzelnen immer wieder zu sprechen kommen. Wie Mikroben sogar Geschichte haben machen können, auf welch erstaunliche Weise auch harmlose Vertreter ihrer Art seit der Hellenistischen Epoche und noch bis in die Neuzeit einige Verwirrung haben stiften können, davon berichtet das folgende Kapitel zum Kuriosum der »Purpurmonaden«.

Das Blutwunder

Bakterien zügeln – beinahe – den Eroberungsdrang Alexanders des Großen. »Blutende Hostien« werden zum Wallfahrtsziel und führen zur Verfolgung Unschuldiger.

Die sog. Blutwunder durchziehen alte Sagen und Legenden wie ein buchstäblich roter Faden. Und nicht nur in den Volkserzählungen tummeln sie sich, auch in den Berichten ernsthafter Chronisten und Geschichtsschreiber.

Berühmt wurde jene Episode, als Alexander der Große die Stadt Tyros belagerte. Während man sich im Heer rüstete, die ausgehungerte Stadt zu stürmen, kam es zu einem Ereignis, das Panik und Entsetzen unter den Kriegern auslöste: aus gebrochenem Brot waren Blutstropfen hervorgesickert.

Fast hätte diese Episode die Bewohner von Tyros gerade noch rechtzeitig gerettet.

Der von Alexander herbeigerufene Seher Aristander erblickte jedoch darin ein Zeichen für das Verderben der Belagerten: Das Blut habe sich nach innen ins Brot – also in die Stadt hinein – ausgebreitet und sei nicht nach außen gedrungen.

So fiel denn die Stadt und mit ihr ein Großteil der Bewohner in einem der so zahl- wie sinnlosen Gemetzel der Geschichte schließlich durch Feuer und Schwert.

Blut, das aus Brot hervorquillt – ein dem christlichen Religionskreis vertrauter Sinnzusammenhang und ein problematisches Symbol, wie sich zeigen sollte.

Zwar deutete man solche Erscheinungen üblicherweise als Ausgeburten einer überhitzten Phantasie; doch der Zeugnisse waren zu viele. Im Mittelalter mehrten sie sich noch, besonders im Hinblick auf die Hostien. Von roten Verfärbungen wurde berichtet, und daß aus dem eucharistischen Brot Fleisch und Blut geworden sei.

Wo sich solche Phänomene zeigten, entwickelte sich eine geradezu modern anmutende touristische Geschäftigkeit: die Orte wurden zu Wallfahrtszentren, und sowohl Geistlichkeit wie Geschäftswelt hegten ihr Privileg, in dem sie Gnadenoffenbarungen des Gottessohnes erblickten.

War dies alles Ausfluß des noch verbreiteten, im Heidentum wurzelnden Aberglaubens der Zeit?

Mitunter mag dies zugetroffen haben, und gewiß war zuweilen auch Betrug im Spiele.

Insgesamt gesehen ist die Forschung sich heute jedoch darüber einig, daß es sich bei den »Blutwundern« um ein reales, nicht eingebildetes, Geschehen handelte.

Wie das?

Ganz einfach: man hat bereits früh im 19. Jahrhundert eine sehr einleuchtende und schlüssige Erklärung für die Rotfärbungen des Brotes gefunden, und interpretiert sie als das Ergebnis des Wirkens bestimmter farbstoffbildender »Thierchen«, wie man zuerst meint.

Als *Christian Gottfried Ehrenberg* (1795–1876) schließlich eines aus dieser Gruppe identifizieren kann, tauft er es unter dem Eindruck, ein weiteres Rätsel der Natur gelöst zu haben, sehr plastisch »Monas prodigiosum«, d.h. wundertätiges Lebewesen. Heute tragen die entsprechenden Mikroben nüchterne Namen wie z.B. Serratia marcencens. Finden diese Mikroorganismen eine geeignete Nahrungsgrundlage, und manche davon sind »salzliebend« und wachsen deshalb auf Brot besonders gut, so breiten sie sich schnell aus. Ihre Fähigkeit zur roten Pigmentbildung läßt dabei den Eindruck entstehen, als ob sich Blut in den befallenen Lebensmitteln ausbreite. Zu den richtig gefährlichen Keimen zählen die Pigmentbildner nicht. Und trotzdem forderten auch sie ihre Menschenopfer: So beispielsweise im Zusammenhang mit dem »Hostienfrevel«, für den man in erster Linie die Juden verantwortlich machte.

Es war ein hochdramatischer Augenblick, eine Sternstunde der neueren Forschung, als Ehrenberg seine Erkenntnisse auf der Gesamtsitzung der Akademie der Wissenschaften vortrug, unter der gebannten Aufmerksamkeit von *Jakob Grimm*, des Anatomen *Gustav Jakob Henle* und anderer führender Köpfe der Zeit. Noch auf dem Podium brach Ehrenberg ein Stück Weißbrot, das er mit seiner wundertätigen Purpurmonade geimpft hatte: es war rot durchzogen, wie mit Blut getränkt.

»Eine Monade war es also«, rief er seinen Zuhörern zu, »vor welcher Alexander erschrak, als er Tyros belagerte, und nur die Dialektik des Priesters begeisterte die Soldaten zum Sturm. Dialektik war es auch, die im Jahr 1510 in unserer Vaterstadt Berlin 38 Juden verbrannte. Diese Menschen wurden zu Pulver verbrannt – wie es im Urteil geheißen hat–, weil sie ein paar geweihte Hostien so lange gemartert hätten, bis Blut kam«.

Das Beispiel der »Purpurmonaden« hat gezeigt, wie wichtig es war und ist, Einblick in die Welt der Mikroorganismen zu bekommen und ihr Wirken besser zu verstehen.

Gut hundert Jahre sollten aber noch vergehen, bis gewissermaßen als beiläufiges Nebenprodukt solcher Bemühungen eine ganz erstaunliche Entdeckung gemacht wurde, die heute unter die »Großtaten der modernen Medizin« gezählt wird.

Wie Alexander Fleming das Penicillin fand

Alexander Fleming stößt zufällig auf das »antibiotische Prinzip« – Schimmelpilze erweisen sich als äußerst schlagkräftige Gegenspieler von Krankheitserregern.

Man schreibt das Jahr 1928. Der Ort, wo sich eine aufregende Entdeckung vollzieht, ist das St. Mary's Hospital in London. Dort blicken der Biologe *Alexander Fleming* und sein Mitarbeiter *Ridley* gebannt auf eine »mißratene«, verdorbene Bakterienkultur in einer Petrischale. Was man verhindern wollte, ist eingetreten: ein Unfall. Peinliche Hygiene hatte nicht verhindern können, daß sich in einer Kultur der gefährlichen Staphylokokken (Eitererreger) auch Schimmelpilze haben breitmachen können.

Seltsam jedoch: die Pilze gruben sich wie eine Insel ins umgebende Meer der Eitererreger, um sie herum einen Zone glasklarer, reiner Abgeschiedenheit bildend – einen »Hof des Todes« für die Bakterien!

Ganz offensichtlich war es jedoch nicht ein Scharmützel unter Mikroorganismen, das dies bewirkt hatte. Beide Arten von Kleinlebewesen blieben säuberlich getrennt. Es konnte deshalb nur so sein, daß der Schimmelpilz eine Substanz ausschied, die tödlich auf die umgebenden Bakterien wirkte.

Was waren das für eigentümliche kleine Organismen, diese Schimmelpilze, die sich bei einem der »Killer« unter den Mikroben so nachhaltig Respekt zu verschaffen wußten? Es war eine recht alltägliche Spezies, in vieler Hinsicht auch ein rechtes Ärgernis.

35

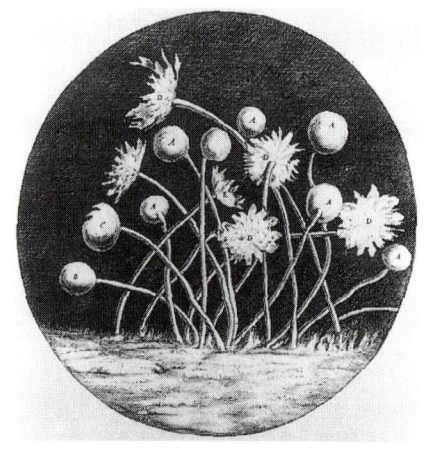

Schon die Römer hatten sich über verschimmelte Lebensmittel beklagt, gleichzeitig waren sie dem Phänomen schon staunend nähergerückt: an den Spitzen dieses Überzuges auf Lebensmittel fächerten sich feine Büschel auf: »Penicillium« nannte man sie deshalb, das heißt nichts anderes als »Pinsel«.

Seit Urzeiten waren diese Pilze höchst unwillkommen, signalisierten sie doch auf gelagerten oder stehengelassenen Speisen und überreifen Früchten Fäulnis und Verderb. Und überall, im Haushalt oder in der Natur, lag diese Gefahr buchstäblich »in der Luft«, nur auf eine Gelegenheit wartend, sich in mächtigen Kolonien auszubreiten.

Alexander Fleming kam dieser Umstand zupaß.

Es sollte nicht schwierig sein, bei Bedarf umfangreiche Kulturen dieses jäh ins Blickfeld des Interesses gerückten Kleinlebewesens zu züchten. Und doch hatte Fleming wiederum auch ausgesprochenes Glück. Denn unter den Schimmelpilzen gibt es einen ganzen Zoo unterschiedlichster Arten, man kennt heute weit mehr als hundert verschiedene »Penicillien«. Bei jenem Pilz aber, der ihm im Labor zugeflogen war, handelte es sich um das »Penicillium notatum«, eine der ganz wenigen »mikrobenmordenden« Untergruppen des Pilzes.

Davon wußte Fleming damals noch nichts; er hielt seine Kultur für gewöhnlichen »Rotschimmel« (Roter Pinselschimmel, Penicillium rubrum).

Es war nun also alles vorhanden: der Pilz, sein – je nach Perspektive mörderisches oder wohltätiges – Stoffwechselprodukt, und trotzdem kam man nicht so recht weiter. Denn die wirksame Substanz, von Fleming »Penicillin« genannt, war zunächst nicht faßbar. Die damit befaßten Chemiker scheiterten beim Versuch, sie zu isolieren.

Erst zehn Jahre später zeigte sich Licht am Horizont. In Oxford gelang es *Chain* und *Florey* ab 1937, den Wirkstoff anzureichern, ohne ihn selbst bereits hinreichend bestimmt zu haben und noch ohne ihn in der Therapie nut-

Alexander Fleming (1881-1955). Sein Penicillin wurde zum Sinnbild für den Fortschrittsglauben in der Medizin, ließen sich damit bis dahin doch oft tödlich verlaufende Erkrankungen innerhalb kurzer Zeit ausheilen. Dafür zählt man ihn heute – zumindest in Großbritannien – zu den drei berühmtesten Wissenschaftlern aller Zeiten (nach Newton und Einstein). Mit 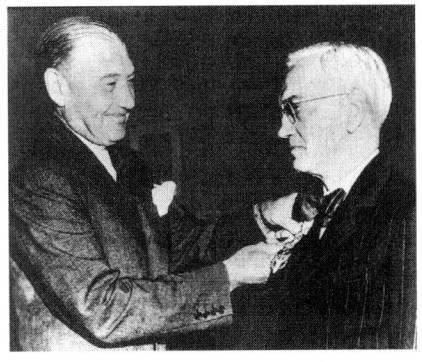 *einigem Recht bezeichnet man die Jahre zwischen 1940 und 1960 als »Antibiotika-Zeitalter«. Inzwischen kennt man die Grenzen auch dieser Behandlungsweise, und viele Therapeuten sehen die Zukunft der Heilkunde eher darin, daß der Körper und sein Immunsystem in die Lage versetzt werden, effektiver und aus eigener Kraft auf krankmachende Einflüsse zu antworten.*

zen zu können.

Der Krieg erwies sich paradoxerweise auch im Falle des Penicillins als Geburtshelfer. Die Anstrengungen wurden intensiviert. Man erkannte, daß es sich um eine Säure handelte und machte Fortschritte darin, diese anzureichern.

In einer Art Wettlauf gegen die Uhr und das Sterben in den Lazaretten der Schlachtfelder wurde die Wirksamkeit des Stoffes schließlich auch am Menschen erprobt, und obwohl die »Generalprobe« mißglückte, fanden die großen Erwartungen ihre Bestätigung. Behandelt wurde im Februar 1941 der Oxforder Polizeioffizier Albert Alexander, erkrankt an einer nach damaligem Ermessen unheilbaren Blutvergiftung. Nach Gabe des Penicillins vollzog sich das herbeigesehnte Wunder: der Zustand Alexanders besserte sich zusehends. Und doch blieb die Anstrengung vergeblich; denn die vorhandene Wirkstoffmenge reichte nicht aus. Die neuartige Medizin mußte zu früh abgesetzt werden, der Patient starb. Noch einmal hatten die Krankheitskeime triumphiert, und trotzdem wußten die Forscher nun mit Gewißheit, daß sie auf dem richtigen Weg waren. In englisch-amerikanischer Zusammenarbeit wurden erste pharmazeutische Fabriken zur großtechnischen Produktion von Penicillin geplant, vorbereitet und schließlich ins Werk gesetzt. Anfangs arbeitet man mit Glasbehältern, die jeweils nur wenige Liter faßten und von denen die Fabriken teilweise mehrere Hunderttausend Stück auf hohen Holzregalen stehen hatten. Erst Jahre später ging man schließlich zur heute gebräuchlichen Tiefenfermentation (Submers-Kultur) über, bei der die Schimmelpilzkulturen in 65.000-Liter-Bottichen heranwachsen.

Die für damalige Verhältnisse atemberaubend hohen Investitionen erwiesen sich als glückliche Geldanlage. Bald nach Kriegsende waren die Vereinigten Staaten in der Lage, Wirkstoffe zur Behandlung von Millionen von Infektionsopfern zur Verfügung zu stellen. Penicillin bewährte sich bei den verschiedensten Formen von Infektionsleiden und nahm sogar bis dahin unbesiegten Krankheiten wie der Syphilis, die seit der Entdeckung Amerikas ihren schauerlichen Siegeszug über die Welt angetreten hatte, ihren Schrecken. In Deutschland, dies sei noch erwähnt, fand das Penicillin seit 1948 Anwendung. Prof. Alexander Fleming erhielt für seine Entdeckung 1945 den Nobelpreis (zusammen mit *Ernst B. Chain* und *Howard W. Florey*).

Ein prominentes Versuchskaninchen

Seit 1943 stand Penicillin zunächst in kleinen Mengen zur Verfügung, sein Einsatz war jedoch streng begrenzt auf die Versorgung der alliierten Truppen – mit zumindest einer prominenten zivilen Ausnahme: als nämlich *Winston Churchill*, der gewichtige britische Premierminister, als Zaungast der militärischen Wüstenoperationen in Nordafrika an einer Lungenentzündung erkrankte, durfte er sich von der durchschlagenden Wirksamkeit des neuen Heilmittels am eigenen Leib überzeugen.

Eine bessere Publicity konnten sich weder Fleming noch die Penicillin-Produzenten wünschen, und der sich anschließende Presserummel beförderte sowohl die wissenschaftlichen Ehrungen des Erfinders wie auch die Geschäfte der Vermarkter.

Zweifelhafter Nutzen der Antibiotika in der Tierfütterung
Stärkung der Immunabwehr durch Hefe

Die Bedeutung körpereigener Abwehrmechanismen für die Gesundheit. Optimale Wirkstoffzufuhr als Stimulans für Immunsystem und Regenerationskraft.

Riskanter Fortschritt?

Kaum waren das Penicillin und andere Antibiotika entdeckt und in die Therapie eingeführt, machte man eine eigentümliche, anfangs schwer erklärbare Entdeckung: nicht nur beim Menschen zeigten sich erstaunliche Wirkungen – die Spur der positiven Phänomene erstreckte sich bis in die Ställe der Viehzüchter!

Dazu muß man folgendes wissen: Antibiotika werden in einem Fermentationsprozeß hergestellt. Dabei züchtet und vermehrt man bestimmte Schimmelpilze auf einer Nährlösung und diese produzieren winzigste Quantitäten an arzneilich genutzten Wirkstoffen.

Was ansonsten zurückbleibt, sind große Mengen an »Abfall«. Als man diese Rückstände jedoch untersuchte, stellte man fest, daß es sich um eine recht ergiebige, werthaltige »Nährbrühe« handelte, zu schade eigentlich, um sie einfach wegzuschütten: Zum einen war der Eiweißgehalt ziemlich hoch. Zum anderen hatten die Mikroorganismen auch die Kobalt-Phosphor-Kristalle des Vitamin B_{12} produziert.

Schnell kam man auf den Gedanken, dieses komplexe Substrat an Tieren zu erproben. Dazu trocknete man die Substanz, vermahlte sie zu Pulver und mischte das Ganze dem Futter bei.

Und siehe da: das Nutzvieh gedieh unter einer solchen »Diät« überraschend gut, was sich beispielsweise daran zeigte, daß sie schnell an Gewicht zulegten.

Und was noch mehr überraschte: mit der Zeit merkte man, daß es vor allem ein Faktor im Pulver war, der hier zusätzliches Wachstum initiierte: nämlich die ebenfalls in Spuren enthaltenen Antibiotika.

Wie war dies möglich? Die Erklärung für das Rätsel ergab sich aus der Natur dieser neuen und so segensreichen wie problematischen Gruppe von Arzneimitteln. Es handelt sich dabei um nichts anderes als jene Schutz- und Giftstoffe, mit denen sich einzelne Mikroben gegenüber ihren Konkurrenten Respekt zu schaffen suchen. Diese Kleinlebewesen befinden sich quasi ständig in einer Art Krieg der Chemikalien; zu wessen Seite sich die Waage in dieser Auseinandersetzung neigt, der setzt sich durch, sichert seine Nährstoffgrundlage, während der unterlegene Gegner in die Defensive gedrängt wird (= bakteriostatische, wachstumshemmende Wirkung) oder gar gänzlich die Segel streichen muß (= bakterizide, abtötende Wirkung).

Es versteht sich von selbst, daß die Nährlösungen aus der Antibiotika-Produktion deshalb für viele Bakterien eine höchst unbekömmliche Kost darstellten und ein zusätzliches Handicap bildeten, das ihnen Leben und Vermehrung schwer machte.

Und daraus, so nimmt man heute an, erklärt sich zu wesentlichen Teilen der Erfolg der Antibiotika in der Tierfütterung. Denn die moderne Viehhaltung stellt eine Art Systematisierung unnatürlicher Aufzuchtbedingungen dar. Die Enge (Intensivhaltung in Käfigen) und die schwierigen hygienischen Verhältnisse der Massentierhaltung bringen es mit sich, daß zahlreiche krankheitserregende Bakterien äußerst vorteilhafte Bedingungen zur Vermehrung vorfinden und sich in einem Ausmaß seuchenartig verbreiten, wie es in der freien Natur bei wildlebenden Tieren nicht möglich wäre.

Gleichzeitig werden die Tiere in ihrem Abwehrvermögen durch eine kaum artgerecht zu nennende Haltung sowie die Vielzahl mikrobieller Angriffe geradezu aufgerieben, sie werden in ihrer Entwicklung zurückgeworfen und kümmern. Besonders im Darm mit seiner diffizilen Bakterienflora, finden sich zahlreiche pathogene Keime.

In einer derartigen Situation war es nur zwangsläufig, daß die Antibiotika im Futter vorteilhafte Effekte im Gefolge haben mußten. Denn es handelt sich dabei ja, wie wir gesehen haben, um chemische Ausscheidungen von Schimmelpilzen, die dazu dienen, Mitbewerber in Schach zu halten.

So erfreulich die Ergebnisse sich auf den ersten Blick auch darstellten, so war die Freude doch nicht ganz ungetrübt. Denn eines war klar: die für die Antibiotika-Produktion herangezogenen Mikroorganismen mögen ihre eigenen Freunde und Feinde gut kennen – ob sie jedoch »wissen«, was gut oder schlecht für Mensch oder Tier ist, steht auf einem anderen Blatt. Und so fällt denn auch so mancher vielleicht sogar lebensnotwendige mikrobielle Symbiont dem künstlich von außen genährten »Großreinemachen« zum Opfer.

40

Konnte unter solchen Umständen also davon gesprochen werden, daß die Tiere an *Gesundheit* gewannen?

Hinzu kam eine Entdeckung, die der Medizin bis heute zu schaffen macht: Bakterien sind flexibel und können sich unter günstigen Bedingungen unerhört schnell fortpflanzen. Ein einziger Keim, der sich gegen ein Antibiotikum als »immun« erweist, kann so innerhalb kürzester Zeit einen resistenten Stamm hervorbringen. Dieser Umstand wurde zu einem großen Problem der Krankenhäuser (infektiöser Hospitalismus). Werden da nicht, so fragt man sich, in großem Maßstabe neue Feinde geradezu herangezüchtet, gegen die sich die gerade erst entdeckte, so hochwirksame Waffe plötzlich als stumpf erweisen könnte?

Und schließlich stellt sich noch in jüngerer Zeit die Befürchtung ein, daß bei Antibiotika-Fütterung der Nutztiere auch der Mensch über die Fleischprodukte einer unfreiwilligen, permanenten »Medikation« ausgesetzt wird. Wie urplötzlich dies zum Problem werden kann, zeigen neuere Fälle von allergischen Reaktionen beim Menschen. Als Auslöser erwiesen sich dabei z.B. Hähnchen, die zuvor mit Penicillin behandelt worden waren.

Nutzen »pur« – eine Illusion?

Stimmt es also, daß jeder Fortschritt mit neuen Risiken unlösbar verschwistert ist?

Dem ist nicht so!

Es gibt noch ein anderes Prinzip, das uns den Nutzen »pur« liefert, ohne bedenkliche und unüberschaubare Nebenaspekte.

Wieder spielen Mikroorganismen dabei die Hauptrolle.

Diesmal sind es jedoch die Hefen, die als Akteure auftreten, insbesondere die Bierhefe.

Lange schon verwendete man in der Vergangenheit im Umkreis von Brauereien die »Nebenprodukte« der Bierherstellung (Trub, Hefe) als Beigabe zum Tierfutter. Welche Ausnahmeerscheinung unter den Nährmitteln man damit jedoch in Wirklichkeit entdeckt hatte, wurde erst klar, als man systematisch daranging, die Effektivität verschiedener Futterpflanzen für Wachstum, Gesunderhaltung und Fruchtbarkeit zu untersuchen, besonders im Vergleich mit den Antibiotika. Die Ergebnisse setzten die Fachwelt stets aufs neue in Erstaunen. So führte beispielsweise 1980 eine Untersuchung der *Lehr- und Versuchsanstalt für Viehhaltung Aulendorf* 1980 an Kälbern zu der Feststellung: »Fütterungsantibiotika können mit Erfolg durch Hefe ersetzt werden«.

Die Ergebnisse, was Wachstum und Widerstandskraft der Tiere angeht, waren bei »Hefekost« langfristig gesehen noch deutlich besser als bei der »Antibiotika«-Vergleichsgruppe.

Ähnliche Untersuchungen (z.B. des *Instituts für Anatomie, Physiologie und Hygiene der Universität Bonn,* Prof. Sommer) bestätigten diesen klaren Trend.

Wie ist dies zu erklären?

Lange Zeit beurteilte man die Hefe in der Tierfütterung immer unter dem Gesichtspunkt ihres Eiweißgehalts. Dieser ist gewiß beachtenswert, und doch hat die Bierhefe bei einer solchen Betrachtungsweise manchen ernstzunehmenden Konkurrenten unter bestimmten anderen Futterpflanzen wie z.B. die Sojabohnen.

Blickt man jedoch »in die Tiefe«, sieht man sich die Gehalte der Hefe genauer an, so offenbart eine solche Analyse ein geradezu unübertrefflich vielschichtiges Inhaltsspektrum. Alle diese Stoffe – seien es nun essentielle Aminosäuren, oder der Biokatalysatoren wie Vitamine, Mineralstoffe und Spurenelemente – haben eines gemeinsam: sie sind zur »Aufrechterhaltung und Vermehrung des Lebens notwendig«. Die Bierhefe zeigt sich dabei als Nahrungsmittel der Sonderklasse, das seinesgleichen in der Natur sucht.

Übrigens hatten besonders fachkundige Wissenschaftler und Landwirtschafts-Experten dies schon in den 20er Jahren unseres Jahrhunderts wahrgenommen, zu Zeiten also, da die Vitamin- und Spurenelemente-Forschung noch in den Kinderschuhen steckte. Und bereits damals hatten exemplarische, »epochemachende« Versuche (siehe folgendes Kapitel) die überragende Bedeutung wirkstoffreicher, komplexer Nahrung für die Gesunderhaltung der Nutztiere gezeigt. Man empfahl, den außerordentlich großen Einfluß der Vitamine besonders bei der Zucht zu berücksichtigen: »Geringste Mengen genügen hier bereits, um die größten Erfolge zu erzielen, so daß mit Recht die Hefebeifütterung geradezu als *Selbstversicherung des Landwirts gegen Krankheiten* im Stalle bezeichnet werden kann« (Schülein).

Stellen wir die Antibiotikawirkungen im Tierfutter und die durch Hefe erzielbaren Effekte gegenüber, so ergeben sich zwei Modelle effektiven Gesundheitsschutzes.

42

Zum einen der

■ **»passive Schutz«.** Beispiel: Antibiotika gegen die Gefahren durch mikrobielle »schwarze Schafe« – was einer Art innerlichen Desinfektion entspricht.

Antibiotika schützen also dadurch, daß sie mit Giftwirkung vorhandene Keime – ob unerwünschte oder erwünschte – unterdrücken. Sie machen das Überleben in Gesundheit abhängig von einer Intervention von außen und sind mit all den Risiken belastet, die hochwirksamen Arzneimitteln anhaften. Beispielsweise tut sich der Organismus unter solchen Bedingungen schwer, eine optimale Darmflora aufzubauen, es werden nützliche Keime gleich mit unterdrückt, und langfristig gesehen untergräbt man durch ein solches Vorgehen die Fundamente der Widerstandskraft und damit der Gesundheit.

Zum anderen ist da der

■ **»aktive Schutz«,** wie ihn die *Hefe* als Nahrungsergänzung in vorzüglichster Weise repräsentiert.

Eine günstige Versorgung an werthaltigen Spurenstoffen stützt die Arbeit unserer immunologischen Systeme auf das Nachhaltigste – also jener Abwehrkräfte, die unser Überleben in einer ganz und gar nicht wohlgesonnenen Umwelt gewährleisten. Schon von Natur aus stehen wir nämlich in ständiger Konkurrenz zu anderen Lebewesen – z.B. den krankheitserregenden Bazillen und Viren. Hinzu kommen selbstfabrizierte Belastungen aus der Pandorabüchse industriellen Fortschritts (z.B. Asbest oder Dioxin). Gegen die meisten dieser Gefährdungen gibt es langfristig gesehen keinen »passiven« Schutz. Die Herausforderung werden wir nur bestehen, wenn wir es schaffen, unseren Organismus, den Stoffwechsel und seine Schutzmechanismen bewußt zu aktivieren.

Tierernährung:
Hefe erweist sich als »Super-Futter«

Fütterungsexperimente begründen die moderne Vitaminforschung. Tierzüchter tragen bemerkenswerte Beobachtungen bei. Hefe erweist sich als optimales Versuchsobjekt.

Löwen gelten in aller Regel kaum als melancholisch – und doch beobachte-te man in der Vergangenheit bei den Königen der Tiere mitunter ein eigen-artiges Gebaren: dem phantasiebegabten Beobachter konnte es scheinen, als suchten die Raubkatzen, den Kopf beständig schief angelegt und den Blick zu den Weiten des Firmaments gerichtet, am Himmel die Lösung für das Wunder ihrer Existenz und die großen Welträtsel zu ergründen.

Es war jedoch nicht Wehmut, was die mächtigen Raubkatzen in dieser Pose verharren ließ – verantwortlich war Vitamin-Mangel!

Die beschriebene verunglückte Bewegungskoordination, der man den an-schaulichen Namen »Sternguckerkrankheit« gegeben hatte, resultierte aus einem Mangel an Vitamin B_1. Diesem Zusammenhang kam man auf die Spur, als man den betroffenen Raubtieren Bierhefe verabreichte. Eine relativ kleine Portion pro Tag genügte, um ihre Aufmerksamkeit wieder auf näher-liegende Gegenstände zu lenken.

Der deutsche Chemiker *Justus von Liebig* (1803-1873) war es bekanntlich, der den Nährstoffbedarf der Pflanzen erforschte und durch die Einführung einer gezielten Düngung in der landwirtschaftlichen Produktion geradezu eine Zeitenwende herbeiführte.

Was den Nähr- und Wirkstoffbedarf des Menschen angeht, so wurde dieser Anfang des Jahrhunderts hauptsächlich durch Tierfütterung untersucht. Die dabei gemachten Beobachtungen ließen bald die Vitaminforschung in hoher Blüte stehen. So richtig profitieren konnte der Mensch von all dieser Fülle an neuen Erkenntnissen jedoch überraschend spät, nach Absolvierung einer »teuren Schule der Erfahrung« und nach vielerlei Irrtümern, Fehlern und Umwegen. Denn erst nachdem in der Landwirtschaft mit den Erkenntnissen der »neuen Ernährungslehre« (also der Rolle, die werthaltige Ergänzungs-stoffe wie Vitaminen und Mineralstoffe für die Lebenserhaltung spielen) wirklich ernst gemacht wurde, dämmerte dem Menschen allmählich die Bedeutung dieses ernährungswissenschaftlichen Wertewandels.

Profitiert haben in weiten Bereichen erst einmal die Nutztiere. Dies sei ihnen vergönnt. Sollte es der Mensch jedoch dabei belassen und selbst für sich die Wohltaten des Naturreiches in fataler Bescheidenheit zurückweisen?

Lobby für einen Einzeller

Am Anfang stand eben jenes oben beschriebene Phänomen: »Wer weiß, wie viele Gelegenheiten, wertvolle Verbesserungsmöglichkeiten allein dadurch versäumt werden, daß jemand fehlt, der entschlossen an eine Umsetzung der Theorie in die Praxis geht?« Dies Frage stand dem Wissenschaftler Dr. *Julius Schülein* vor Augen, und er machte sich in den 20er Jahren unseres Jahrhunderts daran, diesem Mißstand auf seinem Spezialgebiet abzuhelfen. Dazu galt es, an einem an und für sich prädestiniertem Ort, nämlich in München, die Mühlen der Bürokratie für die Hefe zum Mahlen zu bringen.

Schülein war es leid, zu sehen, wie die Bierhefe zwar weltweit in der Humanmedizin und Ernährungswissenschaft zu einem Lieblingsobjekt der Forscher geworden war, es mit der praktischen Nutzanwendung jedoch noch haperte. In zahlreichen Untersuchungen hatten sich bereits die erstaunlichsten Möglichkeiten angedeutet. Man war auch dabei vorangekommen, die wirksamen Bestandteile (z.B. B-Vitamine, Mineralstoffe) zu identifizieren und mengenmäßig zu bestimmen. Ja – sogar im durch die Revolutionswirren erschütterten, rückständigen Rußland stand man im Begriff, Hefe-Fabriken zu errichten, unter anderem um die wertvollen B-Vitamine sowie Vitamin D in größerem Maßstab zur Beseitigung von Mangelzuständen bei der Bevölkerung zu gewinnen.

In der heimlichen Hauptstadt des Gerstensaftes dagegen, in München also, wo der Rohstoff Bierhefe so nebenbei in wirklich »rauhen Mengen« anfiel, landete der größte Teil davon in der Kanalisation!

Nur Spuren der wertvollen Substanz gelangten zu Versuchszwecken ins Labor. Nur ein relativ geringer Teil davon wurde verfüttert, obwohl bereits damals alle Mittel, z.B. moderne Trockenapparate, welche die Hefe haltbar machten, zur Verfügung standen.

So wird denn Dr. Schülein zum Lobbyisten und Aktivisten des zu unrecht und zum großen Schaden der Volkswirtschaft mißachteten Einzellers.

Er korrespondiert mit den Verwaltern landwirtschaftlicher Güter, die Hefe zur Fütterung verwenden und stößt selbst dort überraschenderweise auf fast völlige Ahnungslosigkeit. Mit Ausnahme des Eiweißanteils, sind den Züchtern die weiteren inneren Gehalte der Bierhefe noch weitgehend ein Buch mit sieben Siegeln.

Ähnlich ergeht es Schülein, als er sich an das Bayerische Landwirtschaftsministerium wendet.

»Wieviel Eiweiß hat denn die Hefe?« fragt man gleich. Und befriedigt von der Antwort, schließt sich an: »Was kostet denn Ihre neue Eiweißnahrung im Vergleich zu herkömmlichen Eiweißträgern unter den Futtermitteln?«

Darauf ist Schülein natürlich vorbereitet, und er antwortet: »Es geht nicht um den Ersatz bekannter Eiweißquellen, sondern um eine neue Qualität in der Ernährung – übrigens auch für den Menschen!« Den eigentlichen Charakter der Hefe mache wesentlich der hohe Gehalt an Ergänzungsstoffen aus. »Und gerade diese Stoffe sind es, die gegenwärtig« – wir befinden uns im Jahre 1928 – »intensiv erforscht werden und zu großen Hoffnungen in der Ernährungswissenschaft und der Medizin Anlaß geben«. Und er ködert die Beamten mit einer patriotischen Wendung der Angelegenheit und der Ankündigung: »Wenn Sie bereit sind, Fütterungsversuche anzustellen, so wird sehr bald der Beweis erbracht werden, daß kein Eiweißfutter der Welt im Vergleich mit dem deutschen Futtermittel, der Brauereihefe, was ihren Nutzeffekt anbelangt, bestehen kann!«

Hochleistungsdiät im Futtertrog

So kam es denn tatsächlich zu einem jener epochemachenden Versuche, die aufs anschaulichste die Bedeutung der Ernährung für Gesundheit, Wachstum, Entwicklung und Wohlergehen zutage förderten.

Nutznießer der sich anschließenden Fütterungsversuche waren zuerst die **Rinder** des Staatsgutes Schleißheim bei München, und die Tiere entwickelten mit der Zeit geradezu eine von Tag zu Tag wachsende Vorliebe für die neue Nahrungsbeigabe.

Die positiven Ergebnisse des Experiments waren in der Tat unverkennbar: die **Milchleistung** der Kühe konnte beträchtlich gesteigert werden, kränkelnde Tiere erholten sich, legten an Gewicht zu und waren erkennbar widerstandsfähiger gegen in den Ställen allgegenwärtige Infektionsgefahren.

Gerade die teilweise beträchtliche Steigerung der Milcherträge setzte die Beobachter in ungläubiges Erstaunen. So wurden die Versuche auch von

46

Skeptikern wiederholt – die Ergebnisse blieben jedoch dieselben.
Und selbst wer nicht anhand von Auswertungen der statistischen Daten zu geradezu enthusiastischen Beurteilungen kam, den überzeugte spätestens der Augenschein: nämlich das prächtige, gepflegte, gesunde Aussehen der Tiere, ihr glänzendes Fell und die erkennbar gut durchblutete Haut.
Mit besonderem Gewinn nutzte man diesen Effekt – ein augenfälliger Ausdruck von Gesundheit und gutem Gedeihen – in der Zucht von **Pelztieren** wie z.B. Nerzen oder Angorakaninchen. Wissenschaftlich untermauert wurde diese Praxis durch die Bundesforschungsanstalt für Kleintierzucht in Celle, und es erschienen viele Arbeiten, die im Zusammenhang mit der Hefe-Fütterung von »erstaunlichen Einschränkungen der Aufzuchtsverluste und Verbesserungen der Zuchtleistung« berichteten (*C. Sprehn*). Nicht anders gestaltete sich dies bei den **Schafen**: Hefezugaben verbesserten Qualität und Quantität der Wolle und machten die Tiere widerstandsfähiger.
Derartige vorteilhafte Wirkungen auf den Gesamtzustand der Tiere führte man z.T. bereits damals darauf zurück, daß »ja die Hefe der typische Träger des wachstumsfördernden Vitamin B-Komplexes ist«. Und je mehr Hefe, desto besser; dies ergaben die Versuche ebenso eindeutig.
Auch bei anderen Nutztierarten stellte man Hefe-Fütterungsversuche an. Und immer wieder führte dies zu vergleichbar erfreulichen Resultaten. Beispielsweise in der **Schweinezucht**. Die Tiere nahmen schneller an Gewicht zu, und zwar auf harmonisch, ausbalanciertere Weise als bei der üblichen Mast. Wohl konnte auch mit Lebertran und ähnlichen Futterbeigaben eine Wachstumsbeschleunigung erreicht werden. Dabei mußte man jedoch in Kauf nehmen, daß die Knochen der Tiere mitunter brüchig wurden und es zu vielen spontanen Frakturen kam.
Im Falle der Hefe stellten sich solche unliebsamen Überraschungen nicht ein, was man seinerzeit auf ihren Gehalt an wichtigen knochenbildenden Mineralsalzen zurückführte.
Man traf hier auf ein Phänomen, das noch lange die Aufmerksamkeit der Ernährungsforscher immer wieder auf sich ziehen sollte: So wußten die Experten beispielsweise, daß bei jungen Schweinen, die mit Weizen- oder Fischmehl aufgezogen wurden, nach einer gewissen Zeit ein Wachstumsstillstand eintrat. Setzte man einem solchen Futter jedoch geringe Mengen Bierhefe zu – es genügten in der Regel schon 15 Gramm–, so wuchsen und gediehen die Tiere wieder.
Die Leistungssteigerung durch »Bierhefe-Diät« war mitunter sogar in Se-

kunden oder »Platz und Sieg« meßbar: beispielsweise bei **Rennpferden**, die dabei an Schnelligkeit und Ausdauer merklich zulegten.

Eine solche Kur schlug jedoch nicht nur bei Schwergewichten unter den Geschöpfen an.

Immer wieder zeigte sich der ganz besondere Charakter von Bierhefe als einer Art Hochleistungsnahrung auf vielen Feldern praktischer Anwendung, so beispielsweise auch in der **Bienenzucht**. Mit einer »Spezial-Diät«, der Hefe beigegeben wurde, brachten Imker »darniederliegende Lege- und Bruttätigkeit von Bienenköniginnen schnell in Gang« (*W. Weitzel*). Die Hefekost konnte sogar den Pollen ersetzen, die eigentliche Leib- und Magenspeise der Insekten und regenerierte die Legeleistung der entkräfteten Königinnen immerhin innerhalb von Tagesfrist. Der Forscher *H. Gontarski* erreicht mit Hefe sogar »quantitativ meist höhere Werte als bei der Verfütterung von Pollen«. Wir alle wissen, welch geradezu geheimnisvollen Kräfte bestimmten Bienenprodukten wie etwa dem Bienenköniginsaft (Gelée Royale) zugeschrieben werden; und in diesem Zusammenhang ist es schon äußerst bemerkenswert, mit welchem sichtbaren Erfolg schon geringe Hefezugaben mit solchen Wirkungen zu »konkurrieren« und die Leistungskraft der Königin zu steigern vermögen.

Noch zwei andere, dem Menschen besonders vertraute Haustiere sollen hier erwähnt werden. Einmal die **Hunde**, bei deren Zucht nach Einschätzung mancher Experten die Hefe »geradezu ein notwendiges Beifutter ist«. Immer wieder konnte man beobachten, wie selbstverständlich dieses domestizierte „*fleischfressende* Raubtier" die „*pflanzliche!*" Hefe auffallend bereitwillig akzeptiert. Eine erstaunliche, jederzeit nachprüfbare Beobachtung, die sich daraus erklärt, daß hier ein gesunder, intakter Instinkt den richtigen Weg weist.

Schließlich noch ein Blick auf die **Vögel**. In der **Geflügelzucht** erkannte man bereits in den 20er Jahren, daß Hefeverfütterung die Legeleistung zu steigern vermochte. Bei **Brieftauben**, so ergaben spätere Experimente, konnten bemerkenswerte Steigerungen der Flugleistung erzielt werden.

Die vorausgegangenen Beobachtungen beispielsweise bei den Bienen oder was die Legeleistung von Hühnern angeht, führen eine besondere Auffälligkeit vor Augen: nämlich die ganz eigenen Impulse, welche die Bierhefe offensichtlich den **Körperdrüsen** vermittelt. Es handelt sich hierbei um Hochleistungsorgane (Milchdrüse, Bauchspeicheldrüse, Eierstock u.a.), die einen enormen Wirkstoffbedarf haben. Die von den hormonproduzierenden Drüsen ausgeschiedenen Signalstoffe steuern die Lebensprozesse auf vielfältige Weise, so etwa das Hormon Insulin den Blutzuckerspiegel oder Östrogene und Testosteron die Fruchtbarkeit und Ausbildung der Geschlechtsmerkmale.

Wer sich näher mit der Hefe und ihren Wirkungen befaßt, für den liegt es auf der Hand, daß ihre Inhaltsstoffe gerade an den »Koordinationszentralen« der gesunden Körperentwicklung aktivierend eingreifen.

Entdecken heißt meist (wieder-) finden

Antibiotische Wirkungen bereits vor 100 Jahren und zur Zeit der Hochkulturen. Die Pyramiden – auch ein »medizinisches« Weltwunder.

»Unvergänglicher« Ruhm wurde A. Fleming für seine Arbeiten zuteil, davon waren alle Zeitgenossen überzeugt. Doch der Lorbeer welkte, kaum daß sein Penicillin und die anderen Antibiotika ihren Siegeszug bis in die letzten Winkel unseres Planeten vollendet hatten.

Die Erschütterung beginnt ganz unauffällig 1959 in Japan. Bei Patienten, die an Ruhr erkrankt sind, bleibt die neue Wunderwaffe stumpf. Die Mikroben haben ihre Widersacher »ausgetrickst«; Bakterien-Stämme sind herangewachsen, denen die Antibiotika nichts anhaben können.

Seither spricht man von einem »Wettlauf« zwischen Mikroben und neuentwickelten Gegengiften – mit unklarem Ausgang. Die Wandlungsfähigkeit der Keime und ihre wachsende Resistenz könnte einen der größten Triumphe menschlichen Forschergeistes – den partiellen Sieg über die Seuchen –

in Frage stellen und zunichte machen.

Wie wir gesehen haben, muß man dieser Entwicklung nicht fatalistisch und hilflos gegenüberstehen. Denn der größte Feind krankmachender Mikroben ist nicht das Penicillin. Ihr Hauptgegner ist, wie wir gesehen haben, der funktionstüchtige Organismus der Lebewesen und seine Fähigkeit, ihren Angriffen Paroli zu bieten.

Und doch: nicht Fleming war es, der das »antibiotische Prinzip« erstmals erkannte.

Wer dann?

War es der deutsche Forscher *C. Wehmer*, der feststellte, daß Schimmelpilze sich in Bakterienkulturen einnisten können und dabei ihre Konkurrenten abtöten, und zwar »dem Anschein nach durch Ausscheidung eines spezifischen Stoffes« (1891)?

War es etwa *Louis Pasteur*, der bereits 1877 zur Schlußfolgerung kam: »Leben verhindert Leben«, als er verschiedene Bakterienstämme auf einem großzügig bemessenen Nährboden pflanzte, dabei jedoch feststellen mußte, daß sie nicht einträchtig aus dem Vollen schöpften, sondern sich gegenseitig im Wachstum begrenzten?

War es der berühmte englische Chirurg *Joseph Lister*, der durch die Einführung der Antisepsis bei operativen Eingriffen und der Nachbehandlung zahllose Menschenleben gerettet und namenloses Leid der Patienten gelindert hat? Schon 1871 bemerkte er, »daß das Wachstum von Bakterien durch die Anwesenheit von Schimmelpilzen in der Kulturbrühe gehemmt wird«.

Oder war es vielleicht der international angesehene Mikrobiologe *Beijerinck*, der vor über 100 Jahren nachgewiesen hatte, daß Hefe für Cholerabakterien als starkes Gift aufzufassen ist? Er hatte zu diesem Zwecke in einem gewagten Versuch Preßhefe mit Cholerakulturen geimpft: in der Hefe fand sich danach keine Spur der gefährlichen Erreger wieder.

Nein – wir sind mit unserer Retrospektive immer noch nicht am Ziel.

Um dorthin zu gelangen, müssen wir einen gewaltigen Schritt rückwärts tun, und zwar um fast 5.000 Jahre und in ein Land, in dem der Nil alles Leben beherrscht.

Zu jener Zeit steht in Ägypten die Medizin in ihrer ersten Blüte, vielleicht so hochentwickelt, wie nachfolgend jahrtausendelang nicht mehr.

Zwar: über den »magischen« Einschlag der damaligen Überzeugungen und Erklärungsversuche für die menschliche Hinfälligkeit mögen wir heute den

Kopf schütteln. Aber auf so manches verstanden sich die Alt-Orientalen besser als spätere Kulturen. Beispielsweise wußten sie, daß verschimmelten Lebensmitteln mitunter eine eigentümliche, heilsame Kraft innewohnte. Bei bestimmten – wie würden heute sagen: entzündlichen – Leiden wurde »verdorbenes« (verschimmeltes) Brot verabreicht. Oder es wurde eine Medizin aus Brei, Gebäck, Dattelwein und Bier zusammengestellt; und diese Speise mußte der Kranke über vier Tage verteilt zu sich nehmen – bei den klimatischen Verhältnissen Ägyptens eine wahre Spielwiese und ein Schlaraffenland für Mikroorganismen.

Es ist schon eigenartig: Nichts wußte man in Ägypten über das eigentliche Wesen der Heilvorgänge. Man verstand sich nur darauf, aufmerksam zu beobachten und daraus praktische Lehren für das eigene Wohlergehen zu ziehen.

Unser naturwissenschaftliches Zeitalter dagegen tut sich schwer, was den unmittelbaren Bezug zur Praxis angeht. Viele Erkenntnisse brauchen unerhört lange, bis es gelingt, sie in die Praxis einzuführen, und so manches Wissen, dessen Grundlagen vor einem halben Jahrhundert gelegt wurden – denken wir nur einmal an die Ernährungswissenschaft–, ist bis heute nicht so richtig ins Bewußtsein gedrungen.

Bleiben wir deshalb vorläufig bei den wahrhaft Weisen des Menschengeschlechtes, den »Meistern der Erfahrung«, wie sie die alten Kulturen des Nils und des Zwischenstromlandes (Mesopotamien) beherbergten, und lernen wir von ihrer intuitiven Einsicht.

Die ersten »Biotechnologen«

Bierbrauer und Medizin
im alten Babylonien und Ägypten

Das erste wissenschaftsbesessene Volk war das der Sumerer, jenes alte Volk, welches das Zweistromland zwischen Euphrat und Tigris bewohnte: das Land, in dem nach biblischer Überlieferung »Milch und Honig fließt«.

Allerdings war es, wenn es denn wirklich nach Quantität geht, eher das Bier, das Land und Leuten seinen Stempel aufdrückte und mit dem man Eindruck machte. Etwa die Hälfte der immensen Getreideernten »verflüssigte« man und braute daraus – handwerklich-technisch hochbegabt – eine ganze Reihe von Bier-Spezialitäten.

Zwar war die Art und Weise, wie die Sumerer ihr Wissen niederlegten, buchstäblich etwas schwerfällig: man benutzte als »Datenträger« Tontafeln, auf die in Keilschrift Zeichen eingeritzt wurden. Diese Art der Dokumentation ließ sich andererseits jedoch auch dauerhaft archivieren, und Jahrtausende später konnten sich die Orientalisten daranmachen, die Schrift zu entziffern. Wer weiß, in welch beklagenswertem Zustand viele schriftliche Zeugnisse des Mittelalters heute bereits sind, kann über die steinernen Überlieferungen der Schöpfer des geschriebenen Wortes nur dankbar sein.

Hinzu kommt, daß man nicht nur zum Lob der Götter die Täfelchen bearbeitete, sondern auch profane aber wichtige Angelegenheiten des Alltags beschrieb.

Und eine Sache von ganz großer Bedeutung war schon damals das Bierbrauen.

Bei allem wissenschaftlichen Talent verließ man sich dabei allerdings noch ausschließlich auf die Erfahrung. Die hatte gelehrt, daß eingeweichtes Brot sich eigentümlich verändert und, wie wir heute sagen, in Gärung übergeht.

Was man nicht wußte, war, daß es Kleinlebewesen waren, die dies bewirkten. Eine Mischung von Milchsäurebakterien und Hefen, denen der Mensch durch die Vorbereitung des Teiges, durch Feuchtigkeit und Wärme eine wunderbare Grundlage zur geradezu hektischen Vermehrung geschaffen hatte. Und die Tätigkeit der Mikroorganismen wiederum setzte das Ganze ihrerseits um und schuf ein neues Produkt: Bier – schon seinerzeit meist »Gersten«-Saft, z.T. jedoch auch aus Emmer (einer Weizenart) gebraut.

»Brot und Bier« – dies war schon von Anbeginn ein Gleichklang, und der

52

Besitz dieser Güter galt als heilig und ging über jeden bloßen Nutzwert weit hinaus. Sie waren die Voraussetzung für alles Höhere, für die Kultur, die Eigenart, die den Menschen vor anderen Geschöpfen auszeichnete.

Dies mag ein wenig überspitzt klingen und den Gegenstand unzulässig überhöhen.

Und doch ist diese Einschätzung in einem umfassenden Sinne wahr. Denn das Gilgamesch-Epos, das älteste Zeugnis der Weltliteratur überhaupt (entstanden vor rund 5000 Jahren in Mesopotamien), berichtet, wie ein primitives, unzivilisiertes, mit den Tieren verwildertes Wesen namens »Enkidu« zum Menschen wird. Ein Bote des Halbgottes Gilgamesch offenbart ihm das Geheimnis: »Iß das Brot, Enkidu, das gehört zum Leben. Trinke das Bier, wie es im Leben Brauch ist!« – Enkidu aß das Brot, bis er satt war. Er trank das Bier, sieben Krüge voll. Da entspannte sich sein Inneres und er ward heiter. Sein Herz frohlockte und sein Angesicht strahlte. Er wusch sich den zottigen Leib mit Wasser, salbte sich mit Öl – und ward ein Mensch!

Was Wunder also, daß die Bierbrauer bei den Sumerern in hohem Ansehen standen?! Sie rangierten fast auf einer Stufe mit der führenden Schicht der Priester.

So, wie die Grenzen zwischen dem Profanen – den Lebensmitteln – und dem Sakralen – der Verehrung und dem Wirken der Götter – fließend waren, so waren es auch jene zur Heilkunde. So weiß man beispielsweise, daß fast jede Medizin, die ein Priesterarzt »verschrieb«, zusammen mit vergorenem Gerstensaft eingenommen wurde. Man wird davon ausgehen können, daß es sehr oft das Bier und die darin enthaltene Hefe (siehe Seite 21) gewesen sein wird, das die Krisis überwinden half – und weniger die anderen, manchmal skurril anmutenden Heilmittel der Zeit.

Bei Sichtung aller überlieferter Nachrichten gab es einige interessante und überraschende Erkenntnisse. So kann man davon ausgehen, daß bereits damals die antibiotischen Wirkungen bestimmter Pflanzen wenigstens in Ansätzen bekannt waren und genutzt wurden. Gegen Hauttuberkulose oder Lepra (ebenfalls von Bakterien hervorgerufen) empfahl man beispielsweise Mangold – und Bier. Die Forschung geht heute davon aus, daß bei dieser in der Heilkunde gebräuchlichen Mixtur »auf die Hefe die entscheidende therapeutische Wirkung zurückzuführen sein wird« (*Böttcher*).

Auch die Hefen, wie andere Mikroorganismen, haben ein bestimmtes Reservoir an Selbstschutzmaßnahmen und Selbstbehauptungsmechanismen gegenüber den zahlreichen einzelligen Kontrahenten. Schon 1909 wurden derartige Hemmstoffe nachgewiesen (*A. Fernbach*), ganz abgesehen von dem noch früheren, weiter oben beschriebenen Versuch mit Cholera-Erregern (*Beijerinck*). Der Mikrobiologe *J. Schiller* sprach bereits in den 30er Jahren in gleichem Sinne von einem »forcierten Antagonismus« (= Gegenwirkung) bei Hefen, der sich gegen Staphylokokken und andere Bakterien richtet. Wie der Biochemiker *J. C. Somogyi* mitteilte, beschrieben 1941 amerikanische Wissenschaftler eine »Substanz der Hefe, welche das Wachstum verschiedener Pilze hemmt« (*Cook* und Mitarbeiter). Der japanische Forscher *Tokahashi* schließlich fand gar in der Brauereihefe einen Gegenspieler gegen das Tabakmosaik-Virus. Welch erhebliches Schutzpotential in den einzelligen Hefe-Organismen steckt, zeigt sich z.B. auch darin, daß aus ihm ein Stoff isoliert werden kann, der in der Tiermedizin erfolgreich gegen eine im Mittelmeerraum verbreitete Pferdeseuche eingesetzt wird.

So deutlich die Hinweise in dieser Richtung auch ausfallen, so sollte doch betont werden, daß von der Hefe keine eigentlichen antibiotikaähnlichen Ausscheidungsstoffe bekannt sind. Entsprechende Wirkungen der Hefe können nur sehr indirekt erklärt werden.

Nicht nur die Sumerer, auch die Ägypter verfügten über subtile Mittel, des Mikrobenansturms Herr zu werden.

Beispielsweise gab es da das Getränk »smj«, dessen »Abfälle« sich zur Behandlung bestimmter Infektionskrankheiten bewährt hatten.

Wenn auch die Nachrichten natürlich nur spärlich fließen und vieles notwendigerweise Spekulation bleiben muß, so tippt die Forschung inzwischen doch darauf, daß es sich bei »smj« um ein bierähnliches Getränk gehandelt haben muß, und daß die »Abfälle« ihre Wirkung über darin enthaltene Enzyme entfalteten. Es dürfte sich also um ein Gemisch von Hefen und bestimmten Bakterien gehandelt haben.

Wie nun im einzelnen die Wirkungsabläufe aussehen, die gerade die Bierhefe zu einer wichtigen Komponente des »antibiotischen Prinzips« machen, läßt sich bis zum heutigen Tage mit den Mitteln der Wissenschaft kaum abschließend erklären. Daß sie hilft, kann schwerlich in Zweifel gezogen werden; auf welchen verschlungenen Wegen des Stoffumsatzes im Körper dies geschieht, steht auf einem anderen – bislang noch teilweise unbeschriebenen – Blatt.

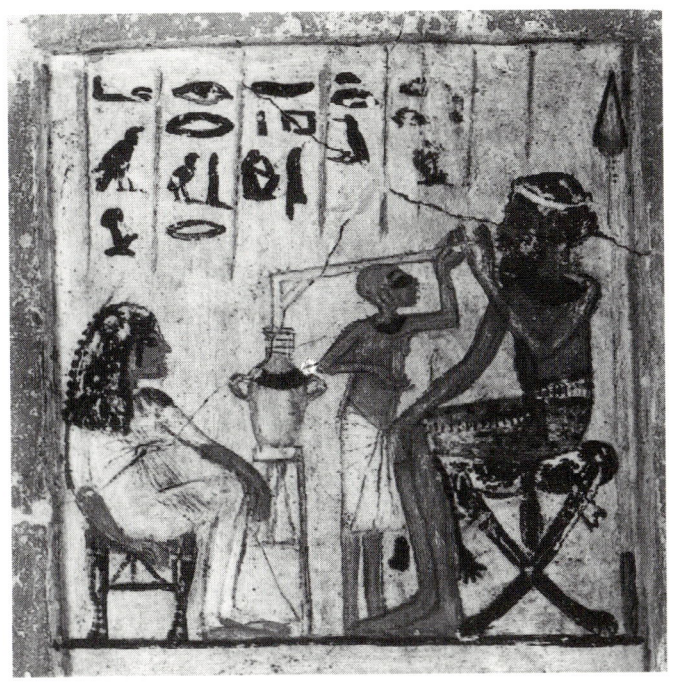

Das Bier der nahöstlichen Hochkulturen enthielt Hefezellen noch in reichem Maße. Wenn man auch, wie unsere Abbildung zeigt, zum Trinken Halme verwendete, so wurden dadurch doch nur die gröbsten Bestandteile (z.B. Brot- und Fladenreste) ausgesiebt, nicht jedoch die winzigen, fürs Auge unsichtbaren Hefezellen.

Das Bier bzw. seine Inhaltsstoffe galten im Land der Pyramiden auch sonst nicht nur als Hauptnahrungsmittel, sondern als Arznei. Bekannt war beispielsweise ein Stoff aus dem Bier, »der sich zerreiben läßt« und der bei Erkrankungen des Bewegungsapparats und Gliederschmerzen half. Es wird vermutet, daß man sich dabei getrockneter Heferückstände bedient hat. Klar scheint auch zu sein, daß Hefe bei Geschwüren und Furunkulose eingesetzt wurde. Zeugnisse darüber liegen vor; das Problem liegt allein in der blumigen, irritierend bildhaften Sprache, die eine Zuordnung zu uns heute vertrauten, klar umrissenen Krankheitsbildern schwierig macht.

Auf jeden Fall ist es eindrucksvoll zu sehen, wie virtuos bereits die frühen

Hochkulturen auf der Klaviatur nützlicher, gesunderhaltender Kräfte aus dem Mikrokosmos zu spielen vermochten, und wie einfachste Mittel zur Folge hatten, daß – wie einmal gesagt wurde – »die Babylonier so glücklich waren, mit Hauttuberkulose fertigzuwerden«. Und diese Kulturen waren unserem wissenschaftlichen Zeitalter sogar in mancher Hinsicht weit voraus, wo »trotz der inzwischen vergangenen vielen Jahrtausende gerade die Hefen von der Wissenschaft der Antibiose recht stiefmütterlich behandelt worden sind« (Böttcher).

Knoblauch, Zwiebeln und Bierhefe als schützende »Medikamente« gegen Seuchen

Schon aus der Frühzeit der Menschheitsgeschichte ist es überliefert: über den großen Menschenansammlungen lag ein Fluch.

Typhus, Pest und Cholera zählten »zur traurigen Alltagsordnung« der Zeit. Die Bibel und andere Quellen berichten darüber. Ganze Bevölkerungen wurden hinweggerafft, beispielsweise bei der Belagerung von Städten, bei denen oft die Seuchen die Hauptarbeit leisteten, bevor die Waffen sprachen. Ehrgeizige Projekte jener frühen Tage, z.B. eine Kanalverbindung zwischen Nil und Rotem Meer, blieben Fragment: zu unerbittlich hatten Krankheiten das Heer der Sklaven und Bauarbeiter dezimiert.

Umso befremdeter, fassungsloser stehen wir, wenn wir uns diese Umstände vor Augen führen, vor dem Phänomen der Pyramiden.

Jenes Kanalbau-Vorhaben war ein Kinderspiel, verglichen mit der phänomenalen Kraftanstrengung zu Ehren der gottähnlichen Herrscher. Und Kraftanstrengung hieß zu jener Zeit »Muskelarbeit«. Es gab kaum technische Hilfen, keine Maschinen. Zehntausende von Menschen mußten zum Werk beitragen, unter schwersten Arbeitsbedingungen, Tag für Tag ins Joch gespannt und ständig zur Eile angetrieben von den Aufsehern.

Wenn denn eine menschliche Schöpfung die Bezeichnung »Weltwunder« verdient, so die Pyramiden, und dies um der geradezu übermenschlichen Leistung der am Bau beteiligten Arbeiter willen.

Riesige Menschenansammlungen, Erschöpfung, problematische hygienische Verhältnisse – man sollte meinen, selten hätten pathogene Mikroben eine vorteilhaftere Spielwiese für ihr verderbliches Wirken vorgefunden. Nichts dergleichen ist jedoch passiert.

Die Pyramiden gehören zu den Weltwundern und werden noch heute, Jahrtausende nach ihrem Bau, bestaunt. Unter Einsatz nur geringer technischer Hilfsmittel, vorwiegend mit Muskelkraft und Schweiß, wurden sie geschaffen, und sie künden tatsächlich von einem Geheimnis. Die Rede ist hierbei nicht vom »Fluch der Pharaonen«, der viele Ruhestörer – also Plünderer und Ärchäologen – ins Verderben getrieben haben soll; gemeint ist vielmehr eine tröstliche

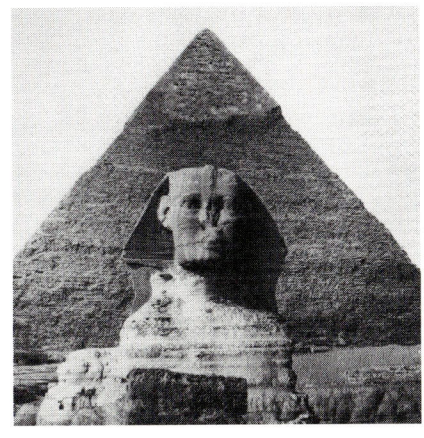

Botschaft. Denn die Pyramiden zeigen in der Tat auch, zu welchen Werken der Hand und des Willens der Mensch in der Lage ist, welche Leistungsfähigkeit in ihm steckt. Und dieses unerhörte, meist ungenutzte, Vermögen beruhte zu großen Teilen auf bestimmten Kunstgriffen bei der Ernährung, ein Zusammenhang, den man noch heute nicht hoch genug einschätzen kann.

Einen Ansatz zur Erklärung hierfür liefert eine andere Merkwürdigkeit: Die Archäologen waren nicht gerade entzückt, als sie die schriftlichen Überlieferungen zum Pyramidenbau auswerteten. Wenig »substantiell« fanden sie z.B. die Inschrift auf der berühmten Cheopspyramide. Man beklagte den Hang zu Nebensächlichkeiten, dem die offenbar geschwätzigen Beamten seinerzeit erlegen waren. Denn nur wenige Daten, die das Bauwerk als solches betrafen, kamen zutage. Der ganze Vorgang (technische Einzelheiten, das Transportwesen oder die soziale Organisation des Riesenunternehmens) blieb im Dunkeln.

Einer der wenigen Umstände, dem sich die Überlieferer ausführlich und pedantisch widmeten, war kurioserweise der Speisezettel der Bauarbeiter.

Konnte es denn eine solch herausragende Bedeutung gehabt haben, wovon sich die riesigen Arbeiterheere (es sollen ständig ca. 10.000 bis 20.000 Personen beschäftigt gewesen sein) des architektonischen Großprojekts nährten?

Es konnte! Nur erschloß sich der Sinn dieses Aspektes uns Nachgeborenen nur ganz allmählich.

Auf dem Speisezettel standen vornehmlich und in großen Mengen neben Brot und Bier vor allem: Knoblauch, Zwiebeln und Rettich.

Mit großer Wahrscheinlichkeit können wir heute davon ausgehen, daß es eben dieser Umstand war, der das Vorhaben schließlich zur Vollendung brachte – die alten ägyptischen Beamten waren klüger gewesen als ihre neuzeitlichen Kritiker.

Denn es handelt sich bei den genannten Nahrungsmitteln um typisch »antibiotisch wirkende« Pflanzen – und ihr Großeinsatz war ein Überlebenserfordernis unter den beschriebenen Verhältnissen beim Pyramidenbau.

Rettichsaft, so weiß man heute, kann Bakterien abtöten. Und dasselbe gilt noch in stärkerem Maße für die Lauchgewächse, vorzugsweise, wenn sie roh verzehrt werden. Übrigens war es der »erste Arzt der Weltgeschichte«, der Ägypter Imhotep, der diese Gemüse aus dem Land der Sumerer an den Nil gebracht haben soll. Nach Mesopotamien hatte es ihn in jungen Jahren bei einem Geiselaustausch verschlagen. Dieser Schicksalsschlag wurde zum Glücksfall. Denn Zwiebeln, Knoblauch und Lauch enthalten bekanntlich schwefelhaltige Stoffe wie beispielsweise das Allicin, das im Zusammenwirken mit bestimmten Enzymen antimikrobielle Aktivität entfaltet, und zwar gegen verschiedene Krankheitserreger wie Eiterbakterien oder Streptokokken (Scharlach u.a.) und gegen den Choleraerreger. Noch heute herrscht im Orient eine Vorliebe für diese Pflanzenarten, und unter den Experten zweifelt niemand mehr daran, daß es sich dabei um einen wirksamen, unter den gegebenen Bedingungen fast unverzichtbaren Bestandteil der Gesundheitspflege handelt.

Die moderne Mikrobiologie und Pflanzenkunde beschämte also in diesem Falle die eigentlichen Fachleute, die Archäologen. Was wichtig für eine Zeit und ihre Menschen ist, orientiert sich nicht an dem, was wir dafür halten, sondern was die Zeitgenossen jener Epoche bewegte und beeindruckte. Und dies war, wie in allen Zeiten, das Mysterium um Gesundheit und Krankheit, Leben und Tod, waren die unerklärt über die Nahrung wirkenden Kräfte, die über das Schicksal geboten und so zum Gelingen des Vorhabens führten.

Teil dieses Mysteriums war die schutzbietende Kraft pflanzlicher Lebensmittel, die der ansonsten unkontrollierten Ausbreitung von Seuchen Einhalt gebot.

Teil des Mysteriums war jedoch noch etwas anderes: eine ausgesprochen hochwertige Nahrung, welche die Widerstandskraft der Arbeiter gegen Entbehrungen und Mikroben zusätzlich steigerte. Wie wir wissen, gehörten zum Speiseplan täglich mehrere Liter Bier und zahlreiche Brote. Die Fladenbrote wurden aus frischzerriebener Gerste sogleich verbacken und enthielten somit sämtliche wertvollen Randschichten des Getreides. Das dickflüssige Bier bestand zu nicht unerheblichen Teilen aus **Bierhefe**, die damals nicht herausgefiltert wurde und eine ganz außerordentlich ergiebige Wirkstoffquelle darstellte (B-Vitamine, hochwertiges Eiweiß, Spurenstoffe). Da die Bauarbeiter während des Tages rund 5 Liter des gehaltvollen aber alkoholarmen Gerstensaftes zugeteilt bekamen, war auch ihr Hefe-Konsum beträchtlich. Nicht zuletzt diese »Zutat« war es, welche den Speiseplan der Pyramidenbauer zu einer Hochleistungsdiät ersten Ranges machte, wie sie beispielsweise auch von modernen Formen spezialisierter Sportlerernährung weder erreicht noch übertroffen wird.

Einzeller mit vielen Talenten

Mikroorganismen als Gestalter
unserer Zukunft

Die Menschheit zwischen Energie- und Eiweißhunger. Hefen produzieren Bio-Kraftstoff und »Einzellerprotein«.

Was der Mensch in die Hand nimmt, das verändert er. Er wirkt auf vielfältige Weise darauf ein, spaltet das Holz oder schmiedet das Eisen. Nur so kann er – der »homo faber« – in Auseinandersetzung mit der Natur seine Existenz sichern. Er vermag zu bearbeiten, zu konstruieren, extrahieren und zuweilen auch Fremdes, scheinbar Unzusammengehöriges zu kombinieren.

Der Traum der Alchimisten, neue Stoffe zu schaffen, blieb ihm jedoch lange versagt. In diesem Jahrhundert der Chemie gelang ihm dann die Herstellung völlig neuer Substanzen (Beispiel Kunststoffe). Allerdings sind die vom Menschen ersonnenen Chemiesynthesen häufig nur mit großem Aufwand durchzuführen. Hier hat die Natur einen großen Vorsprung. Die Lebewesen konnten sich über Hunderte von Millionen Jahren entwickeln. Besonders die Mikroorganismen sind die besten »Chemiker«, denn sie entfalten unter einfachsten Bedingungen einen erstaunlichen Wirkungsgrad (keine hohen Temperaturen, keine hohen Drücke und wenig Materialverschleiß). Daher sollte das Zusammenwirken des menschlichen Geistes mit den Fähigkeiten der Mikroorganismen die besten und umweltverträglichsten Ergebnisse erbringen.

Bio-Alkohol

Fast unbemerkt von der Öffentlichkeit vollzieht sich auf dem Sektor der Energieversorgung ein epochaler Umbruch. Jedem Fachmann ist klar: die herkömmlichen Vorräte an Erdöl und Rohstoffen, aus denen sich unsere Wirtschaftsdynamik und unser Lebensstandard speisen, sind endlich und keineswegs unerschöpflich – die Paläste unserer modernen Zivilisation sind gewissermaßen auf Sand errichtet.

Der »Club of Rome« hatte die erste Erschütterung bewirkt, wenn sich auch seine Prognosen – zu unser aller Glück – nicht gar so rasant erfüllten, wie zu befürchten stand.

1973, das Jahr der Energiekrise und des Ölschocks war eine weitere wichtige Station.

Wie immer war es die Not, die erfinderisch machte. Was, so fragte sich ein Heer von Experten weltweit, würden das Öl, bislang »Schmiermittel« der Industrie, ersetzen können? Fündig wurde man – zumindest theoretisch – wieder in der Schatzkammer der Natur. Denn am Ende ist es immer aufs neue die Sonne und das Übermaß an Strahlungsenergie, die sie so ziellos ins All sendet, der wir alle irdische Herrlichkeit verdanken.

So ist denn auch bei den Diskussionen immer wieder von der Nutzung der Sonnenenergie die Rede; es werden unter hohem technischen Aufwand immer leistungsfähigere Solarzellen gefertigt.

Schon seit Urzeiten gibt es jedoch eine Einrichtung auf der Erde, gegen die alle dabei erreichten Fortschritte zur Unkenntlichkeit verblassen: das grüne Pflanzenreich mit seiner Photosynthese.

Sonnenenergieumwandlung ist das Geschäft dieser Gewächse seit Jahrmillionen, und sie betreiben ihr Gewerbe mit hoher Präzision und unübertroffenem Wirkungsgrad. Der grüne Pflanzenmantel der Erde ist somit nichts anderes als eine Art unermeßliche, weltumspannende Batterie. Wir alle leben angetrieben von der Spannung, die sie spendet.

Wie jedoch diesen »Strom« für die enormen Bedürfnisse der Zivilisation anzapfen? Heute dominieren die fossilen Brennstoffe: Öl, Kohle und Gas.

Im Laufe seiner Entwicklung hat der Mensch viele Mittel ersonnen, gespeicherte Energien nutzbar zu machen, allein schon, indem er sich am Holzfeuer wärmte oder im Köhlermeiler Holzkohle brannte. Wie nah uns diese »primitive« Form der Energiegewinnung noch steht, zeigt ein Beispiel aus den 30er Jahren. Damals fuhren in den USA die Züge z.T. mit »Kornkraft«. Denn in den Jahren der Wirtschaftskrise fütterte man die Lokomotiven kurzerhand mit den riesigen Weizenüberschüssen des Landes.

Inzwischen kennt man subtilere Wege, um den Gewächsen von Feld und Flur ihre gebundene Sonnenenergie zu entlocken. Auch hierbei spielen Mikroorganismen wie Hefen oder Bakterien (Zymomonas mobilis) mit ihren chemischen Umwandlungskünsten eine entscheidende Rolle.

Hefen nützen Zucker und Stärke als Energiequelle, wie sie in Zuckerrohr oder Maniok reichlich vorliegen. Denn sowohl Stärke als auch Zucker sind nicht als flüssiger Kraftstoff für Verbrennungsmotoren geeignet. Die Vergärung des festen Zuckers zu flüssigem Treibstoff in Form von Alkohol ist erst durch die Umwandlungstätigkeit von Hefen möglich.

»Bio-Alkohol« (Bio-Ethanol) wurde zum Schlagwort der 70er und 80er Jahre. Ein ganzes Land, Brasilien, schickte sich an, das Benzin nahezu vollständig durch »nachwachsende« Energiequellen zu ersetzen, und hierzu produzierte man im Jahre 1985 die unvorstellbare Menge von annähernd 10 Milliarden Liter Alkohol.

Ein neuer Hoffnungsschimmer also am späten Nachmittag der Erdöl-Ära?

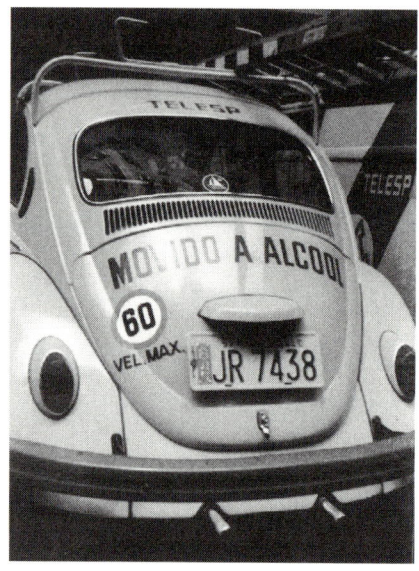

Der berühmte »Käfer« aus Wolfsburg »läuft und läuft und läuft« auch mit Bio-Sprit. Jedenfalls in Brasilien. Ob das ehrgeizige »Proalcool-Programm« des südamerikanischen Staates wirklich greift, ob also das Erdöl weitgehend durch den aus nachwachsenden Rohstoffen hergestellten Bio-Alkohol ersetzt werden kann, ist noch offen.

In der Sache vielleicht, was die »Neuheit« angeht, beileibe nicht.

Fast 50 Jahre vorher hatte man in Deutschland und anderswo diesen Weg bereits eingeschlagen, und die weltweit größte Fabrik zur Herstellung solchen »Bio-Kraftstoffes« aus pflanzlichen Kohlenhydratquellen stand seinerzeit in Grimma bei Leipzig.

Zurück zur Gegenwart: der Trend zum Bio-Ethanol, zur Nutzung der Sonnenenergie über die Vermittlung von pflanzlichem Wachstum und der Wandlungsfähigkeit des Mikroorganismus Hefe scheint unaufhaltsam zu sein. Es sollte aber noch hinzugefügt werden, daß auch dieser Fortschritt große Fragezeichen aufwirft, wozu in Brasilien etwa der hohe Einsatz von Pestiziden und Düngemitteln zählt, die Monokultur-Bewirtschaftung und schließlich die Brandrodung zur Erschließung neuer Anbauflächen. Denn mit dem

Schwinden der tropischen Regenwälder und ihrem Vermögen, Kohlendioxid (CO_2) zu binden, verstärkt sich auch eines der größten Umweltprobleme unserer Zeit: der Treibhauseffekt, also die allmähliche Erwärmung der Erdatmosphäre.

Bio-Gas – Eine »neue« Technologie feiert 100. Geburtstag

Kratzt man den Lack von den Neuigkeiten des Tages, so muß man sich oft verwundert die Augen reiben.

Heute gilt beispielsweise die »Biogas-Technologie« als hoffnungsvolle Alternative zur Erschließung weniger problematischer Quellen für unsere energiehungrige Industriekultur.

Vielfältige sonst nutzlose und belastende Abfälle (aus Landwirtschaft, Tierzucht, Hausmüll) können durch das Wirken von Bakterien zu Methan – dem energiereichen »Biogas« – umgesetzt werden.

Doch auch hier wurde nicht etwa ein neues Forschungskapitel aufgeschlagen. Schon 1890 leuchtete solche Bakterien-Energie so manchem Städter heim, da in England damals bereits viele Straßenlaternen mit Klärgas brannten. Kaum wenig später gab es in deutschen Kläranlagen Gasmotoren, die aus den »Absonderungen« der hauseigenen Faultürme gespeist wurden.

Solche Erinnerungen machen nachdenklich. Sie lehren, wie kurz das menschliche Gedächtnis oftmals für das Gute, Nützliche und Wertvolle ist, wenn dem Bequemlichkeitsgesichtspunkte entgegenstehen.

Schon 1905 beispielsweise sagte Henry Ford dem »Bio-Sprit« eine große Zukunft voraus. Was ist in der Euphorie der Erdöl-Schwemme daraus geworden?

Bereits vor der Jahrhundertwende war man dabei, Abfälle in Kläranlagen zu Energiequellen »umzufunktionieren«. Wo wurde diese Tradition weitergepflegt? Warum wurden so zahlreiche und fast geniale Ansätze nicht so recht zu Ende gedacht?

Dies liegt daran, daß beim Menschen das »Prinzip Verantwortung« gegenüber dem unmittelbaren »Prinzip Nutzen« immer wieder ins Hintertreffen gerät.

Wenn billige Energiequellen scheinbar unaufhörlich fließen, wenn Kohle und Erdöl zur Verfügung stehen, die auf einfachste Weise und ohne große Anstrengungen genutzt werden können, dann sind die vernünftigeren, zukunftsweisenden, verantwortlicheren Modelle schnell überholt. Der Gesichtspunkt der – kurzfristigen – Wirtschaftlichkeit dominiert das Denken:

die Rechnung (z.B. Belastung der Umwelt, Treibhauseffekt u.a.) wird später aufgemacht.

Hefezellen gegen den Welthunger?

Aus den Nachrichten wissen wir: mit der Weltbevölkerung wächst vor allem die Armut. Hungersnöte, Unterernährung, hohe Kindersterblichkeit und Mangelkrankheiten sind in der Dritten Welt mehr denn je Alltag.

Untersucht man nun, was es genau ist, das den Menschen fehlt, so stößt man zuallererst einmal auf das Eiweiß.

Als Eiweißquellen für den Menschen stehen neben den tierischen Produkten Fleisch und Milch (praktisch nur in den Industrieländern) das pflanzliche Eiweiß der Getreidearten und der Sojabohne zur Verfügung. Die vorwiegend pflanzliche Ernährung in den ärmeren Ländern ist im allgemeinen vollwertig und auch abwechslungsreich. Erst seit Beginn der »Bevölkerungsexplosion« in vielen Regionen der Dritten Welt wird die Eiweißfrage wirklich drängend.

Wie könnte dieser sich zuspitzenden Krise abgeholfen werden?

Die möglichen Antworten darauf sind so alt wie aktuell. Auch hier war der Krieg der Vater vieler Dinge, machte die Not erfinderisch.

Wie wir schon wissen, handelt es sich bei den Hefen um wahre »Proteinpotenzler«, sie erzeugen den Welt-Mangelstoff Eiweiß mit kaum zu übertreffender Effektivität.

Eine ganz einzigartige Richtung nahmen diese Talente im Anschluß an den Zweiten Weltkrieg.

Man hatte nämlich herausgefunden, daß es bestimmte Hefen (Candida-Hefe) gab, die als Nahrung Erdöl akzeptierten, bei dieser energiereichen Speise bestens gediehen und Proteine erzeugten.

Protein war Mangelware – Erdöl floß in Strömen zu Billigstpreisen und erwies sich, was die Kosten und die Ergiebigkeit als Nährboden anging, als (vorübergehend) unübertroffen. War damit also die Lösung des alten Menschheitstraums, die Verbannung des Hungers von unserem Planeten, in greifbare Nähe gerückt?

Die Forscher und Techniker waren davon überzeugt, und sie leisteten Beeindruckendes. Den Anstoß für derartige Anstrengungen hatte ein Vortrag des französischen Chemikers *Albert Champagnat* gegeben, gehalten auf dem Welterdölkongreß des Jahres 1963. Er konnte sich dabei auf Forschungen zweier bedeutender deutscher Mikrobiologen, *Schnabel* und *F. Just* (Institut für Gärungsgewerbe, Berlin) aus den 40er Jahren stützen.

Bereits Mitte der 70er Jahre begann die »Woge der Petroproteine« (Weltwoche, Zürich) zu rollen. In Süditalien entstanden mächtige Produktionsanlagen. Alles entwickelte sich wie geplant, ja sogar über Erwarten gut.

Und doch: heute sind die bejubelten Fermentieranlagen Industrie-Ruinen. Heute läuft nichts in Sachen Petroproteine – ein Traum zerstob.

Dies liegt keineswegs an den mikrobiellen Mitarbeitern, die den Traum geboren hatten, also den Hefen. Sie übertrafen die in sie gesetzten Hoffnungen sogar noch, indem sie sich am Ende mit Dieselkraftstoff zufriedengaben, was bestimmte Verarbeitungszwischenschritte ersparte. Nein, Schuld hatten veränderte politisch-ökonomische Koordinaten: dämpfend auf die Begeisterung wirkten so gravierende Einschnitte wie die Energiekrise und die EG-Agrarüberschüsse (Weizenhalden, Butterberge). Erdöl wurde teurer, und Eiweißmangel war in unseren Breiten kein Thema mehr. Dennoch wurde die Idee – auch als SCP (»Single Cell Protein«), also Einzeller-Protein bekannt – nicht endgültig zu Grabe getragen. Noch Mitte der 80er Jahre planten die damalige DDR und die inzwischen ebenfalls untergegangene UdSSR den großtechnischen Einsatz eines entsprechenden Verfahrens zur Herstellung von »Fermosin Futterhefe«. Dabei wäre es möglich gewesen, beispielsweise mit einer Tonne Einzellerprotein ca. 500 kg Schweinefleisch oder 30.000 Eier zu produzieren (so der Biotechnologe *Konrad Soyez*).

Die Experten trauern immer noch um ihre so bestechende wie inzwischen unzeitgemäße Idee. Unzeitgemäß deshalb, weil der Kampf gegen den Welthunger natürlich auf der Basis nachwachsender Rohstoffe geführt werden sollte. Auch die Erdöl-Vorräte gehen zur Neige – und was dann?

Trotzdem kann jeder verständige Verbraucher aus diesem Vorgang lernen. Er enthüllt nämlich den hohen Stellenwert, der den Mikroorganismen – besonders den Hefen – als Vermittler hochwertiger Nahrungsbestandteile zuzukommen vermag. Zelle für Zelle ein hochkompliziertes »Laboratorium« für lebenserhaltende Wirkstoffe, werden diese Lebewesen mit ihrem unbändigen Wachstumsvermögen praktisch unschlagbar. Sie sind jedem differenzierteren Organismus an Längen überlegen – immer vorausgesetzt, man gibt ihnen das, was sie brauchen: einen vernünftigen Nährboden.

Dies war auch ein Handicap des Erdöls. Das daraus gewonnene »Petro-Eiweiß« kam bei den Verbrauchern nicht an, wurde als unnatürlich empfunden – ein ähnliches Schicksal, wie es später dem »Fleischersatz« aus Soja beschieden war.

Hefe aus Holz – doppelter Nutzen?

Lassen sich mit Hilfe von Mikroorganismen viele heute unlösbar scheinende Probleme bei der Abfallbeseitigung zum Guten wenden? Manches deutet darauf hin. Bei der industriellen Produktion von Papier oder Zellulose fallen in vielen Fällen »Zucker in technischen Lösungen« an. Beispielsweise als Zellstoffablaugen von Papierfabriken. Solche Abwässer belasten in hohem Maße unsere Flüsse. Noch bevor man daranging, systematisch durch Kläranlagen hier Besserung zu erreichen, war man auf einen geradezu genialen Trick verfallen: Warum sollte man diese belastenden Abfälle nicht einem sinnvollen Zweck zuführen, statt sie einfach in die Kanalisation zu entlassen, wo sie der Natur nur zum Schaden gereichen? Doch wie so oft, so zeigte sich auch hier, daß der Mensch den Schaden nicht stehenden Fußes direkt zum Nutzen zu wenden vermochte. Er benötigte auch hier Vermittler, und das waren wiederum die Mitarbeit und Fertigkeiten unsichtbarer Helfer aus dem Mikrokosmos.

Wen konnte man also auf die Ablaugen ansetzen, ein für unseren Verdauungskräfte höchst ungenießbares Substrat? Die Frage war einfach zu beantworten: am besten die Hefen, gewissermaßen als mikrobielle Umweltschützer. Denn die Abfälle der Cellulose-Fabriken enthalten einen bestimmten Anteil an Holzzucker (Pentosen), die vom Menschen nicht verwertet werden können – und dies macht sie für eine Gruppe von Industriehefen interessant. Schon in den 30er Jahren rückte man diesem Problem auf den Leib, und besonders rührig erwiesen sich dabei deutsche Forscher. Wenn sich auch viele technische Probleme in den Weg stellten: die Sache funktionierte, und schon bald gab es an vielen Orten der Welt industrielle Einrichtungen ähnlicher Art. Hefen wurden dabei auf die ansonsten unnützen Abfälle angesetzt, taten sich daran gütlich, und zurück blieb eine mengenmäßig überraschend ergiebige Eiweißnahrung für die Futtermittelindustrie. Unter qualitativen Gesichtspunkten darf man jedoch folgendes nicht unerwähnt lassen: Holzzucker- und Sulfithefe enthalten nach Forschungen aus den 60er Jahren erhebliche Schwermetallgehalte, die sie für die menschliche Ernährung unbrauchbar machen (Prof. Wagner, Gießen).

Hefen – Katalysatoren für wissenschaftlichen Fortschritt

»Sprengsatz Hefe«. Eine Momentaufnahme aus dem Labor. Gedanken zum Thema »Mensch und Hefe«. Aktuelle Forschungen um und mit Hefe.

Mitteleuropa im Ersten Weltkrieg. Die Generäle sind beunruhigt. Es ist Krieg, an vielen Fronten wird gekämpft – und die Bomben drohen auszugehen! Ein wichtiges »Kanonenfutter«, das Glycerin, kann nicht mehr in genügenden Mengen hergestellt werden. Denn man ist gewohnt, es aus Fett abzuspalten, und dieser Rohstoff ist in jenen mageren Jahren äußerst knapp. »Wunder können Sie nicht von uns verlangen«, wehren sich die bedrängten und überforderten Lieferanten gegenüber den begehrlichen Militärs.

Und doch geschieht gerade dies. Auf wunderbar-schreckliche Weise spannen Wissenschaft und Technik einen vielseitigen Mitarbeiter für ihre – in diesem Falle zerstörerischen – Zwecke ein. Wieder sind es Mikroorganismen, die zum Problemlöser werden, wieder ist es, wie bereits 1912 der Chemiker Carl Neuberg entdeckte, eine Hefe (Zygosaccharomyces acidifaciens), welche sich als Problemlöser bewährt; denn diese zeigt sich in der Lage, aus Kohlenhydraten (Zucker) nicht nur Alkohol zu fabrizieren, sondern auch Glycerin, einen Grundstoff unter anderem für die Militärmaschinerie.

Glycerin ist Bestandteil von allen Fetten und Ölen und vielseitig nutzbar. Man hat einmal errechnet, daß es mehr als 1500 Verwendungsmöglichkeiten von Glycerin innerhalb verschiedenster industrieller Produktionsprozesse gibt (z.B. in Pharmazie, Kosmetik, Lebensmittelwirtschaft, Papierindustrie, Druck- oder oder Textilgewerbe).

Eine der »durchschlagendsten« Eigenschaften des Glycerins ist jedoch gewiß, daß es sich als Ausgangsstoff für die Herstellung von Sprengstoffen eignet (Dynamit, Nitroglycerin), und diesem Zwecke wurden in unserem Jahrhundert der kriegerischen Auseinandersetzungen immer erheblichere Mengen zugeführt.

Der stetig wachsende Bedarf bewirkte, daß man sich einer Beobachtung erinnerte, die schon *Louis Pasteur* im 19. Jahrhundert gemacht hatte – daß nämlich die Hefe bei der Gärung als Nebenprodukt auch Glycerin erzeugt.

Besonders *C. Neuberg* und seine Mitarbeiter nahmen diese Ansätze auf und entwickelten Techniken, mit deren Hilfe sich die Glycerin-Ausbeute noch erheblich steigern ließ. Und so kam es bereits im Ersten Weltkrieg zur groß-technischen Erzeugung in speziellen Industrieanlagen, wobei teilweise mehr als 1000 Tonnen Glycerin pro Monat gewonnen wurden.

Nur wenige Jahrzehnte später wurde die Hefe erneut »zwangsrekrutiert«, als Deutschland und seine Verbündeten im Zweiten Weltkrieg mit ähnlichen Problemen zu kämpfen hatten.

Auch an dieser Stelle zeigt sich wieder einmal die Ambivalenz der Kräfte aus dem Mikrokosmos: sie sind Waffen zum Heil und zum Verderben in ei-nem, je nachdem, was wir daraus machen.

Denn zur selben Zeit, als Rüstungstechniker mit den Hefeerzeugnissen Sprengstoffe herstellten, erkannten Ernährungswissenschaftler in diesen Kleinlebewesen eine Überlebenschance für den Menschen jener kargen Jah-re. Hefen mit ihrem überwältigenden Gehalt an lebenswichtigen Nahrungs-faktoren (von denen damals nur ein Bruchteil überhaupt bekannt war!) stell-ten in ihren – friedlichen – Planspielen eine Möglichkeit dar, auch unter den Bedingungen der Mangelwirtschaft und einer zusammengebrochenen Ver-sorgung die Gesundheit der Menschen zu erhalten.

Die Haupteigenschaft der Hefen besteht glücklicherweise jedoch darin, daß sie dem Menschen ein Begleiter sein können, ein dienstbarer Geist und Wohltäter.

Drei Jahrhunderte ist es nun her, daß ein Menschenauge die »winzigen Kü-gelchen« erstmals erblickte. Und doch hatten diese unscheinbaren Körper-chen unserer Art schon jahrtausendelang Nahrung und, wie wir gesehen ha-ben, vielfach auch Gesundheit geschenkt.

Als Glücksfall erwies sich die Hefe jedoch vor allem im Zeitalter der Natur-wissenschaft für die Forschung. So manches heute selbstverständliche Er-kenntnisgut wäre undenkbar, ohne den Beitrag der Hefe – wobei allerdings auch an dieser Stelle ein Hinweis nicht fehlen darf: Die Gattung »Hefe« setzt sich aus verschiedenen Arten zusammen, und sie alle unterscheiden sich so deutlich wie dies beispielsweise Hummeln, Bienen, Wespen und Hornissen tun. Der gesundheitsinteressierte Leser ist deshalb gehalten, stets zu beachten, welche besondere Hefe die beschriebenen Wirkungen hervor-ruft.

Einige solcher Wirkungen haben wir bereits kennengelernt. Die folgenden kleinen Schlaglichter sollen mosaikartig den Beitrag und die Leistung dieses einzigartigen Kleinorganismus für den Fortschritt und – wie man dies früher so anschaulich ausdrückte – die »menschliche Wohlfahrt« zu einem Bild runden.

Der Mensch ist so jung, wie es ihm die Wirkstoffe erlauben

Abseits vom Alltagsleben und seiner Geschäftigkeit arbeiten die Labors. Bemerkenswerte Ereignisse vollziehen sich hier in einem eigenen Reich der Spezialisten. Versuchsreihe knüpft sich an Versuchsreihe, und penibel ausgewertet, verschwinden die Ergebnisse in endlosen Aktenordnern oder versteckt in wie für die Ewigkeit abgelegten Datenbanken der Computer.

Eine schier unendliche Welt des Wissens entfaltet sich hier, dringt in die Tiefe der Erscheinungen, eröffnet mitunter neue Wege der Deutung – und dies alles heute mehr den je unter Ausschluß der Öffentlichkeit – trotz einer Gesamtzahl von etwa 40.000 Fachzeitschriften und weltweit einer Million jährlich veröffentlichter wissenschaftlicher Aufsätze.

Öffnen wir die Tür ein wenig, zu dieser Wunderkammer menschlichen Erkenntnisdranges, retten wir ein verlorenes Treibgut aus dem reißenden Strom der modernen Wissensflut mit einer kleinen Rückblende:

50 Jahre ist es her, daß der Forscher Dr. *T.S. Gardner* bei kleinen Geschöpfen, seinen geliebten Labormäusen, mit einfachsten Mitteln Großes bewirkt. Er macht die Nager zu Methusalems ihrer Gattung, und dies allein durch Zugabe bestimmter Wirkstoffe. Vitamin B_6 beispielsweise verlängert die Spanne des Erdendaseins bei den Versuchstieren um mehr als zehn Prozent. Nun versucht es Gardner mit einer Substanz aus den Zellkernen von Hefe. Die Ergebnisse fallen noch besser aus. Mit Pantothensäure scheint er schließlich den Vogel abzuschießen: ein Plus von fast 30% kann auf den Tabellen notiert werden. Warum jedoch nur solche einzelnen Faktoren ausprobieren? Wenn es ganz offensichtlich zahlreiche wichtige einzelne Stoffe sind, die erhebliche Auswirkungen auf das Schicksal der Nager haben? Gardner testet deshalb eine Mischung aus der ganzen Palette von lebensverlängernden Substanzen, wie sie auf natürliche Weise praktisch nur in der wirkstoffreichen Bierhefe zusammen vorkommen. Und tatsächlich: es zeigt sich, daß der Gewinn an Fitneß und zusätzlicher Lebenszeit geradlinig addiert werden kann. Die Lebensdauer der solchermaßen auf Diät gesetzten Tiere verlängerte sich um nicht weniger als 50%!

Natürlich kann, wer mit Mäusen umgeht, nicht schlechthin für den Menschen verbindliche Lehren entwickeln. Und doch sollten wir nicht vergessen, daß praktisch alle modernen Erkenntnisse über die Bedeutung der Spurenstoffe diesen Weg gegangen sind. Die hochdifferenzierten Organismen, die das Leben auf unserem Planeten tragen und weitergeben, »funktionieren« alle nach ähnlichen Prinzipien, sie nähren sich alle, was die stoffliche Seite des Daseins angeht, aus demselben Urgrund, derselben Modelliermasse des Lebens. Alle in uns gelegten Anlagen vermögen wir nur zu entfalten, wenn die grundlegenden lebenserhaltenden Prinzipien ihre spezifischen Betriebsstoffe erhalten – und dies sind eben die in der Nahrung – hoffentlich! – enthaltenen und oft so flüchtigen und raren Wirksubstanzen.

Ein »besonderer Saft« aus Bierhefe?

Im Jahre 1922 veröffentlichte der Chemiker Prof. Dr. *W. Küster* eine kleine Schrift zum Verhältnis »Der Mensch und die Hefe«, dem er nach Maßgabe des damaligen Erkenntnisstandes auf den Grund zu gehen suchte. Er entdeckte dabei vielerlei Wahlverwandtschaften und geradezu erstaunliche Parallelen. Der Vergleich gipfelte darin, daß der Mensch dem Einzeller wohl nur in einer einzigen Beziehung überlegen sei: wir verfügen über jenen Blutfarbstoff, der den Sauerstoff in alle Teile unseres Organismus zu übertragen vermag. Dagegen: »Hämoglobin besitzt die Hefe noch nicht« – so Prof. Küsters fast prophetisch anmutende Formulierung. Doch inzwischen gibt es Bierhefezellen, die auch dieses Kunststück fertigbringen.

Dies kam so: Blut ist bekanntlich ein besonderer Saft, aber auch ein rares, gesuchtes Gut. Bei Unfällen und Operationen hängt der Erfolg der ausgeklügelten chirurgischen Sofortmaßnahmen oft davon ab, daß rechtzeitig Spenderblut zur Transfusion zur Verfügung steht. Erhebliche Bemühungen werden daher ständig unternommen, um hier vorzusorgen, denken wir nur an die regelmäßigen Blutspende-Aktionen.

Trotzdem: weltweit ist der Mangel an geeignetem Spenderblut groß, und er ist praktisch auf herkömmliche Weise nicht zu beheben. Die Wissenschaft ist deshalb bereits seit längerem auf der Suche nach Ersatzstoffen, und dies verstärkt, nachdem die Aids-Problematik wieder zum Bewußtsein gebracht hat, daß die Gefahr einer Infizierung mit Krankheitserregern durch die üblichen Formen der Blutübertragung letztlich nicht gänzlich wird auszuschließen sein. Gegenwärtig hofft man auf Rinderblut (das dem menschlichen sehr ähnlich sein soll) – und wieder auf die Künste der Hefezellen. Denn sie produzieren in den Vereinigten Staaten bereits Hämoglobin – den Stoff, auf den es bei der Überbrückung im Notfall vor allem ankommt. Wie aus dem

Forschungslabor der Firma Somatogen in Broomfield/Colorado bekannt wurde, weist der von den Hefezellen produzierte Blutfarbstoff – bestehend aus kompliziert gebauten Proteinen – praktisch dieselben Eigenschaften auf wie das »Original«. Die *Frankfurter Allgemeine Zeitung* brachte im April 1991 einen umfangreichen Artikel über solches »verträgliches künstliches Blut« und die Möglichkeiten, »menschliches Hämoglobin aus Bierhefe« zu gewinnen.

Ebenfalls mit dem »Lebenssaft Blut« hat eine Fertigkeit zu tun, die man Hefezellen neuerdings beigebracht hat und die gegenwärtig zu einer Art »Renaissance der Blutegel« beziehungsweise zur medizinischen Rehabilitierung dieser Behandlungsweise geführt hat. Bekanntlich ließ man mit Hilfe der wurmartigen Blutsauger noch im vergangenen Jahrhundert Patienten auf natürliche und relativ risikoarme Weise zur Ader. Inzwischen produzieren auch bei uns Hefen das dabei wirksame gerinnungshemmende Hirudin, das bei Gefäßverschlüssen therapeutisch eingesetzt werden kann.

Noch vieles mehr ließe sich über die Hefen berichten, und es ist schlichtweg nicht zu übersehen: an vielen Fortschritten auf zahlreichen Forschungssektoren hatten die Hefen bis zum heutigen Tage lebhaftesten Anteil. Und wenn die Nobelpreise nicht nur den Wissenschaftlern verliehen würden, sondern auch den Forschungsobjekten, die ihr Erkenntnisstreben beflügelten – die Hefen wären erste Anwärter für eine solche Ehrung.

Eine Art gemeinsamer Nenner vieler Experimente und Testreihen war (ob dafür nun Namen wie Louis Pasteur, Casimir Funk oder Prof. Werner Kollath stehen), daß es auf mikrobieller Ebene um Leben und Tod ging, und daß die Hefe (in der Regel Bierhefe) dabei das Prinzip der lebenserhaltenden Kräfte vital unterstützte, und zwar so nachdrücklich, wie kaum ein anderes Hilfsmittel. Insbesondere wurde dabei stets aufs neue eine bislang vernachlässigte Frage näher erkundet: Was sind die ausschlaggebenden Faktoren dafür, daß die gesundheitsbildenden Kräfte im Organismus plötzlich dem Ansturm schädigender Einflüsse nachgeben und zusammenbrechen? Denn Gesundheit schlägt nicht von heute auf morgen in Krankheit um, es verbirgt sich dahinter eine allmähliche negative Entwicklung, die es umzukehren gilt.

Diesem Prozeß gilt es auf die Spur zu kommen – und hier hat gerade die moderne Ernährungsmedizin viele erfolgversprechende Fährten aufgenommen.

Welche Hefe braucht der Mensch?

Befaßt man sich mit »der Hefe« als einem Reservoir an lebenswichtigen Wirkstoffen, so stößt man auf ein immer wiederkehrendes Problem: zwischen Hefe und Hefe können geradezu Welten liegen. Nicht jede Hefeart ist überdies für den Menschen geeignet.

Ein wichtiges Unterscheidungs- und Güte-Merkmal ist dabei sicherlich die »Herkunft«, die Unterscheidung zwischen »echten« und »unechten« Hefen (siehe Tabelle). In dieser Hinsicht kann man die *Bierhefe* als einen Stamm von altem Adel bezeichnen, wobei der Adel hier mehr innerer als äußerer Natur ist. Denn die verschiedenen Hefen unterscheiden sich in ihren Zellformen nicht sehr. Die Unterschiede liegen vor allem in ihren »inneren« Fähigkeiten, in ihren Stoffwechseleigenschaften und Umsetzungsfähigkeiten. Nicht umsonst war es vor allem die Bierhefe, die schon seit den Anfängen menschlicher Kulturentwicklung so erstaunliche (medizinische) Wirkungen entfaltete.

In unserem Jahrhundert hat sich die Situation grundlegend gewandelt und in gewisser Weise auch verwirrt.

Um sich innerhalb einer inzwischen reichen Zahl von Hefe-Anwendungsformen besser zurechtzufinden, sollte man zu allererst dem folgenden zentralen Umstand Beachtung schenken:

Tabelle 2: **Verschiedene Hefearten und ihre Verwendung**

Hefeart	wissenschaftl. Name	Verwendung	Nährboden
Echte Hefen (für die menschliche Ernährung)			
Bierhefe	Saccharomyces carlsbergensis	Bierherstellung	Malz aus Gerste *
Backhefe	Saccharomyces cerevisiae	Triebmittel für Brot-und Backwaren	Melasse aus der Zuckergewinnung *
Weinhefe	Saccharomyces cerevisiae ellipsoideus	Weinherstellung	Weinmost
Unechte Hefen (für Tierfuttermittel und technische Produktionen)			
Glycerinhefe	Zygosaccharomyces acidifaciens	Glycerinherstellung	Melasse
Futterhefe	Candida utilis	Futtermittel	Melasse
Holzzuckerhefe	Candida utilis	Futtermittel	Ablaugen der Papierindustrie
Erdölhefen	Candida lipolytica	Einzellerprotein (Eiweißersatz)	Erdöl

* siehe Tabelle 3 (Seite 74)

■ Für die originäre Bierhefe (Saccharomyces carlsbergensis) gilt das, was der Philosoph *Friedrich Feuerbach* uns ins Stammbuch geschrieben hat: »Der Mensch ist, was er ißt«! Die Bierhefe ist äußerst anspruchsvoll in ihren Wirkstoff-Bedürfnissen und gewinnt ihren Wert dadurch, daß sie auf einem Nährboden heranwächst, der diesem Umstand Rechnung trägt. Diese Spezialnahrung ganz eigener Art ist das Gerstenmalz, wie es beim Bierbrauen Verwendung findet. Schon die Gerste selbst »hat es in sich«: im alten China gehörte sie zu den fünf heiligen Pflanzen und viele Heilmittel des Hippokrates bestanden aus Gerstensud. Dieses gehaltvolle Getreide läßt man keimen, und beim sog. »Mälzungs«-Prozeß entstehen oder vermehren sich zahlreiche wertvolle Stoffe, z.B. Vitamine, vorzugsweise der B-Komplex. Enzyme durchwirken das Korn, Kohlenhydrate werden aufgespalten, Mineralstoffe bioverfügbar.

Von dieser reichgedeckten Tafel, einer Art »Buffet gesundheitswirksamer Leckerbissen«, bedient sich die Hefe während ihrer Wachstumsphase in den Gärbottichen der Brauereien wahrlich »aus dem Vollen«.

Diesen Hintergrund muß man kennen, um die Bedeutung des Nährmediums für die Qualität von Hefeprodukten angemessen würdigen zu können. Ausgangspunkt ist das wirkstoffreiche Gerstenmalz. Die Bierhefe schöpft den bei der Keimung erzielten »Mehrwert« ab, ergänzt dieses Guthaben durch eigene Syntheseleistungen – und am Ende hat dann jener Alleskönner unter den Mikroorganismen Gestalt angenommen, wie er uns in diesem Buch immer wieder begegnet.

■ Davon unterscheiden muß man all jene Hefen, die aus Gründen der Kostenersparnis auf billigeren, weniger hochwertigen Nährböden gezogen sind. Zu diesem Kreis gehören viele auf Melasse gezogenen Hefen; auch der »Vetter« der Bierhefe, die Backhefe (Saccharomyces cerevisiae), zählt zu dieser Gruppe. Sie alle werden erzeugt, indem man sie auf Melasse wachsen läßt, einem Abfallprodukt der Zuckerherstellung. Melasse liefert im wesentlichen einen begehrten Stoff: Zucker. Im Vergleich mit dem Malz handelt es sich allerdings um eine regelrechte »Schmal- und Hungerkost«, was sich natürlich auch auf das Endprodukt auswirkt. Zudem muß bei den Melasse-Hefen eine komplizierte »chemische Führung« eingesetzt werden, deren einzelne Komponenten auch Eingang ins Endprodukt finden. So richtig publik wurde dies der Fachwelt (die Öffentlichkeit hat davon bislang noch nie etwas erfahren) in den vergangenen Jahren, als sich nämlich welt-

Tabelle 3: **Die »chemiefreie« Bierhefe**
im Vergleich mit anderen Wuchshefen

Hefeart	**BIERHEFE** (Saccharomyces carlsbergensis)	**WUCHSHEFE z.B. Backhefe** (Saccharomyces cerevisiae)
Nährboden	nährstoffreiches **Gerstenmalz**, Hopfen, Wasser (Deutsches Reinheitsgebot, 1516), ureigene Lebensgrundlage für Hefen seit Jahrtausenden, und Spender einer Vielfalt von Wirkstoffen (u.a. durch die Keimung der Gerste).	nährstoffarme **Rübenmelasse** aus der Zucker-herstellung. Melasse wird seit dem 1. Welt-krieg als Ersatz für das zu teuere Malz bei der Backhefeproduktion verwendet.
Chemische Zusätze zum Nährboden	**ohne chemische Belastung**	A. Reinigung (»Klärung«) der Melasse durch ■ Schwefelsäure ■ Metaphosphorsäure u.a. B. Ergänzung der nährstoffarmen Melasse durch: ■ Ammoniakwasser ■ Nitrat ■ gegebenenfalls Harnstoff ■ Superphosphat ■ Wuchsstoffe
Chemische Zusätze beim Her-stellungs-prozeß	**ohne chemische Belastung**	■ Schaumbekämpfung: Zusatz von Fetten (Wollfett) sowie Sulfonaten und Siliconen ■ Keimabtötung: Zusatz von Schwefelsäure ■ Regulierung des pH-Wertes: ■ Zusatz von Ammoniak

weit ein neuartiges Phänomen bei der Backhefe zeigte: sie wurde vorzeitig weich. Wie sich nun herausstellt, sind chemische Hilfsstoffe dafür verant-wortlich (»Die Branntweinwirtschaft«, Juli 1988).

Weichenstellung ins Abseits?

Schon im Ersten Weltkrieg, im Jahre 1915, war es, daß die Hefe als Waffe gegen die »Eiweißlücke« in der Versorgung der Bevölkerung entdeckt wur-de. Man stützte sich dabei allerdings auf eine Wildhefe (Candida utilis), die besonders schnell wächst. In kürzester Zeit wurden zehn Futterhefefabriken »aus dem Boden gestampft«, die viele Zehntausende von Tonnen Hefe-flocken (»Nährhefe« für die Menschen, »Kraftfutter« für die Nutztiere) pro-duzierten.

Nährboden war in diesem Falle die Melasse, ergänzt durch Ammoniak, Harnstoff und einige Wuchsstoffe. Doch bald wurde unter den Kriegsbedingungen auch die Melasse knapp, und diese erste »Hochsaison für Hefe« blieb Episode.

Bedingt durch die besonderen Zeitverhältnisse war damit ein nicht unproblematischer Weg eingeschlagen worden: denn damals ging es natürlich um »Masse«, im Mittelpunkt stand der Hunger, besonders jener nach Eiweiß. Qualitative Gesichtspunkte traten natürlicherweise ins zweite Glied, zumal man noch kaum konkrete Vorstellungen von weiteren wichtigen Inhaltskomponenten der Hefe hatte.

Diese unglückliche Weichenstellung wirkt bis heute nach. Denn auch in unseren Tagen dominieren bei der Herstellung von Hefeprodukten die schnellwachsenden Varianten und unter den Nährböden die Melasse: beides ganz und gar nicht optimal im Interesse einer gehaltvollen Ausbeute an Spurenstoffen; beides buchstäblich die »Notlösung«, wie sie sich ja von Beginn an darstellten.

Bierhefe – ein reines Naturprodukt

Bierhefe zeichnet sich also dadurch aus, daß sie in einem natürliche Prozeß gewonnen wird, in solchem Maße »chemisch nahezu unberührt«, wie dies unter heutigen Verhältnissen überhaupt möglich ist; denn schließlich handelt es sich um ein uraltes, über Jahrtausende entwickeltes Verfahren, dessen Gelingen vorwiegend auf der Qualität der einzelnen Komponenten beruht. Im Ausland ist es jedoch auch mit der Unschuld dieses traditionsreichen Getränkes vorbei, d.h. es werden Zusatzstoffe erlaubt, die den Umgang mit der schäumenden Flüssigware erleichtern, die Produktion beschleunigen oder das Erzeugnis länger haltbar machen.

Wir leben in dieser Hinsicht allerdings auf einer »Insel der Seligen«, und der bewußte Verbraucher unserer Tage wird dies besonders zu schätzen wissen.

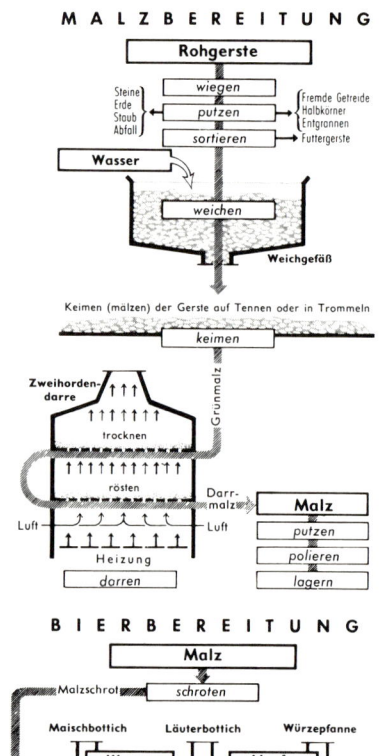

MALZBEREITUNG

Rohgerste

wiegen — Steine, Erde, Staub, Abfall — Fremde Getreide, Halbkörner, Entgrannen, Futtergerste

putzen

sortieren

Wasser

weichen — Weichgefäß

Keimen (mälzen) der Gerste auf Tennen oder in Trommeln

keimen

Zweihorden-darre / Grünmalz

trocknen

rösten — Darr-malz

Luft — Luft

Heizung

dorren

Malz

putzen

polieren

lagern

BIERBEREITUNG

Malz

Malzschrot — schroten

Maischbottich — Läuterbottich — Würzepfanne

Wasser — Hopfen

maischen — läutern — kochen

Heizung — Treber (Schalenrückstände) — Heizung — Würze

Kühlschiff oder Würzekühler

abkühlen

Würze

Hefe — Lagertank

Hauptgärung — „Grünes" Bier — Nachgärung

Gärbottich

abfüllen — Bierfilter

Flaschenbier — Faßbier

Im Gegensatz zur Weinbereitung muß beim Bierbrauen der zuckerhaltige Nährboden zunächst über den Weg der »Verzuckerung« von Getreidestärke (Gerste) gewonnen werden. Was bei der Weinbereitung durch Entsaften einfach durchführbar ist, kann beim Bierbrauen nur durch aufwendige, zeitraubende Vorarbeiten in Form des Mälzens, des Maischens und des Läuterns erreicht werden.

Das berühmte »Reinheitsgebot« von 1516

Bier und die Rettung des Abendlandes

Wem sagen wir es: Deutschland gilt weltweit als *das* Zentrum guten und unerschöpflich strömenden Gerstensaftes.

Warum dem so ist, läßt sich nicht leicht sagen. Anfangs jedenfalls hatten es die Bierbrauer schwer, denn es stellten sich ihnen mächtige Gegner in den Weg, und zwar in Gestalt der etablierten Winzer, die um den Absatz ihrer guten Tropfen (mit ebenso gutem Grund) fürchteten. Wäre es nach der mittelalterlichen fränkischen Reben-Lobby gegangen, so sähe heute alles ganz anders aus. Denn der Würzburger Magistrat sprach noch im Jahre 1434 ein rigoroses Brau-Verbot aus, und zwar »auf ewig«.

Die Tinte auf diesem Dokument war kaum trocken, der Federkiel kaum weggepackt, da hatte die Bierwelle schon das Heilige Römische Reich Deutscher Nation überrollt.

So richtig zum Überschwappen brachten das Faß schließlich zwei geschäftstüchtige Potentaten, die Landesfürsten Herzog Wilhelm IV. und Ludwig X von Bayern. In der Manier gewiefter Taktiker und erfahrener Public-Relations-Spezialisten starteten sie eine Image-Kampagne für »ihr« bayerisches Bier und kassierten dafür alsbald nicht zu knappe Steuern von der umworbenen Zunft ab – und dies alles um der Rettung des Abendlandes willen, d.h. zur Abwehr der über den Balkan anrückenden Türken: das berühmte Reinheitsgebot vom Jahre 1516 war geboren. Es besagte, daß bayerisches Bier nur aus Gerstenmalz, Hopfen und Wasser gebraut werden dürfe. Heute gilt diese Bestimmung als »älteste uns bekannte und noch gültige lebensmittelrechtliche Verordnung der Welt«.

Bis in unsere Tage hat das Bier weiterhin Geschichte und Geschichte gemacht.

So hing das Schicksal der im Entstehen begriffenen Weimarer Republik gewissermaßen am Zapfhahn. Denn Bayern war nur unter der Bedingung zum Beitritt willig, daß das Reinheitsgebot – offenbar ein den Verfassungen übergeordnetes Recht – in den Gesetzeskanon des neuen Staatsgebildes übernommen würde.

Ganz so bierernst geht man heute zwar nicht mehr an die Sache heran. Und doch schlugen noch im Jahre 1987 die Wellen besorgniserregend hoch, als der Europäische Gerichtshof gewissermaßen unsere Grenzen für ausländisches »Chemie-Bier« aufstieß.

Deutschland ist jedoch weiterhin eine unerschütterliche Bastion des alten Reinheitsgebotes und bezieht inzwischen daraus sogar Vorteile im Wettbewerb.

Es handelt sich dabei durchaus nicht um einen »altmodischen« Spleen, und in unserem Zusammenhang ist die Traditionsverbundenheit heimischer Brauer von nicht geringer Bedeutung, weil diese Praxis vor allem der treibenden Kraft des Gewerbes, der Hefe, zugutekommt. Denn der Verzicht auf chemische Hilfsmaßnahmen erfordert, soll das Werk gelingen, Rohstoffe besonderer Güte, ob nun beim Getreide oder Wasser. Der Bierhefe ist es damit vergönnt, in einer relativ natürlichen, weitgehend unbelasteten, qualitativ hochstehenden Lebensumwelt – in einer Art feinstofflichen Schlaraffenland – seine Netze nach den lebenserneuernden werthaltigen Nahrungselementen auszuwerfen und somit als vitaler Spender der daraus freisetzbaren Energien heranzuwachsen.

Mikroorganismen als Veredeler der Nahrung und Produzenten von Schutzstoffen

Die Bedeutung von Milchsäurebakterien und Hefen für die menschliche Gesundheit.

Fermentation oder: Zurück zu den Ursprüngen?

Der Mensch früherer Jahrhunderte hat sich, so heißt es heute oft, »natürlicher« ernährt. Er bediente sich direkt aus den ihn umgebenden Gärten der Schöpfung, es gab noch keine großen Lebensmittelfabriken und Supermärkte.

Doch Vorsicht! Schauen wir einmal genauer hin und nehmen als Beispiel am besten unsere Vorfahren, die Germanen. Die römischen Geschichtsschreiber Plinius und Tacitus beschrieben diese heidnischen Volksstämme vor fast zweitausend Jahren und hoben beispielsweise hervor, daß sie sich mit einem »Saft aus Gerste« stärkten und »geronnene Milch« zu sich nahmen. Außerdem verstand man sich schon aufs Brotbacken, wozu man den »Schaum auf gärendem Bier« verwendete.

Lassen wir es bei diesen drei Beispielen bewenden. Bier, Sauermilch, Brot: alle diese Lebensmittel sind – wenn man so will – Erzeugnisse der frühen Biotechnologie, haben also eine Umwandlung durch Mikroorganismen erfahren.

Es gibt wohl kaum ein Volk dieser Erde – ob hochentwickelt oder »primitiv«–, das nicht in irgendeiner Form auf diese Quelle der Sicherung der Lebensgrundlage zurückgegriffen hätte. Mikrobiell veränderte Nahrung war deshalb von Anbeginn an einer der Eckpfeiler für die Versorgung des Menschen, und dies schon bei den einfachsten Formen der Ernährung, z.B. wenn Getreide zerstoßen und in Wasser geweicht wurde: bereits in diesen

Fällen vollziehen sich durch korneigene Enzyme sowie durch Hefen und Bakterien Veränderungen im Getreidebrei, die eine solche Nahrung verträglicher machen und ansonsten schwer verdauliche Bestandteile aufschließen.

Überall da, wo Kleinlebewesen durch ihr Wirken dem Menschen nützliche Dinge stiften, also beispielsweise Nahrungsmittel in Geschmack, Aroma oder Haltbarkeit vorteilhaft verändern, spricht man von **Fermentation**. Und sie leisten dabei nichts Geringes – sie verändern geradezu unsere Welt. Denn was wären wir beispielsweise heute ohne Brot?!

Ein kleiner Exkurs: Verderbnis oder Verheißung? Das irritierende Phänomen der Gärung

Man kann annehmen, daß das Phänomen der Gärung für die alten Völker ein stetes Rätsel darstellte.

Der gärende, saure Teig: er verdarb nach aller Lebenserfahrung – und er verdarb wiederum auch nicht.

Das Ergebnis dieses Veränderungsprozesses war genießbar und möglicherweise sogar verträglicher noch als das Ausgangserzeugnis.

Wie sollte man sich dazu stellen?

Ganze Völkerschaften schwankten zwischen Skepsis, Angst und Lobpreisung eines unverstandenen Vorganges.

Die Juden beispielsweise ließen ihr Mißtrauen in den Ritus einfließen. So durfte dem unsterblichen Gotte kein Sauerteig geopfert werden, weil man die Säure als »geheimnisvolle Begleiterin und sichtbares Prinzip der Zersetzung« interpretierte und als Fäulnissymptom mißverstand. In der Folge gab es somit ein Sakralbrot und ein Profanbrot; letzteres war gesäuert und wurde von den Gläubigen ohne Schaden verzehrt.

Ganz anders später der Islam. Der Schriftsteller *Heinrich Eduard Jacob* faßte den Unterschied mit folgenden Worten zusammen: »Allah liebte den Hefebazillus, den er (moderner als Jehova) nicht als einen Lebensvernichter, sondern als Lebensschaffer ansah: die Mohammedaner im Kaukasus rühmen sich, daß Mohammed ihnen Kefir-Körner in die Milch tat

und so seit mehr als tausend Jahren ihrem Lebenstrank die Gärung ver-
bürgt«.
Kefir, das wissen wir heute, wird mit einem Pilz, mit Hefen »geimpft«,
und zusammen mit der Entfaltung von Milchsäure-Bakterienkulturen
wird daraus dann das wohlschmeckende, haltbare und gesunde Lebensmittel, wie wir es alle inzwischen kennen.

Beim **Sauerteig** etwa wirken Milchsäurebakterien und Hefe in einer pro-
duktiven Aktionsgemeinschaft Hand in Hand.
Betrachten wir die hierbei ablaufenden Vorgänge einmal etwas näher: Will
man aus Roggen ein Brot bereiten, so benötigt man zur Lockerung bekanntlich Sauerteig, weil diesem Getreide ein bestimmtes Kleber-Eiweiß (wie es
etwa der Weizen aufweist) fehlt. Die dadurch notwendige zusätzliche saure
Teigführung kostet zwar Zeit (längeres Kneten und Gehenlassen), bringt
aber andererseits auch merkliche Vorteile mit sich. Die Wertigkeit und Verdaulichkeit des Eiweißes wird verbessert, ebenso die Resorption von Mine-
ralstoffen durch den Abbau der Phytinsäure. Das solchermaßen durch die
Tätigkeit von Bakterien (Milch- und Essigsäurebildner) und Hefen veränderte Roggengetreide fördert die Verdauungsorgane in besonderem Maße
und begünstigt dadurch das Gedeihen der physiologischen, »erwünschten«
Darmbakterien.
Nicht weniger populär dürfte ein weiteres Fermentation-Produkt bei uns
sein: das **Sauerkraut.** Es ist noch gar nicht so lange her, daß bei uns viele
Familien ein Faß davon im Keller stehen hatten. Auch in diesem Fall haben
wir es mit einem Stück traditioneller Biotechnologie zu tun, und auch hier
wirken vornehmlich Milchsäurebakterien und Hefen zusammen und vergären in einem mehrstufigen Prozeß einen Teil der Kohlenhydrate des
Kohls, wobei die sich bildende Milchsäure das Produkt schließlich wirksam
vor Verderb zu schützen vermag.
Kleinstlebewesen spielten also lange Zeit bereits im Verborgenen – nicht
nur bei fremden Völkern – in der Ernährung eine wichtige und tragende
Rolle. Immer schon war ein besonderer Zauber von bestimmten Speisen
ausgegangen, wie sie im Fernen Osten oder in den Weiten Rußlands zu den
Nationalgerichten gehörten. Auch hier verstand man es, sich die Arbeit und

die Umwandlungspotenz von Mikroorganismen zunutze zu machen. Beispielsweise in Form der Sojaße (Shoyu) zu deren Gelingen ein langer Fermentationsprozeß nötig ist. Oder beim russischen Kwaß aus vergorenem Brot – ein Kunstgriff, der es möglich machte, mit Hilfe von Mikroben Küchenabfälle »wiederaufzuarbeiten«. Auch bei uns findet in jüngerer Zeit der Brottrunk gerade in gesundheitsbewußten Kreisen vermehrt Zuspruch.

Als besonders begnadet im Umgang mit den nützlichen Kleinlebewesen erwiesen sich jedoch vor allem die Völkerschaften des fernen Ostens.

Seit Jahrhunderten – ja Jahrtausenden – versteht man sich dort darauf, die Fähigkeiten des Gespannes Milchsäurebildner/Hefen dazu heranzuziehen, schmackhafte und haltbare Lebensmittel geradezu zu kreieren. Berühmt ist etwa der japanische Reiswein Sake oder die Soja-Sauce. Letztere wird bei der Herstellung mit dem sog. »Koji« geimpft, einer Mischung aus verschiedenen Schimmelpilzarten, deren Mixtur und Gewinnung von der Branche natürlich wie ein Augapfel behütet wurde und wird.

Tabelle 4: **Fermentierte Lebensmittel**

	Produkte	**Mikroorganismus**
Milchprodukte		
Sauerrahmbutter	Butter	Milchsäurebakterien
Joghurt	Milcherzeugnis	Milchsäurebakterien
Kefir	Milcherzeugnis	Milchsäurebakterien und Hefen
Brotherstellung		
Sauerteig	Brot	Milchsäurebakterien und Hefen
Gemüse		
Sauerkraut	Weißkohl	Milchsäurebakterien und Hefen
Sauergemüse	z. B. saure Gurken	Milchsäurebakterien und Hefen
asiatische Lebensmittel		
Shoyu	Sojasauce	Schimmelpilze und Hefen
Tofu	Bohnenquark	Schimmelpilze
Miso	Sojabohnenpaste	Schimmelpilze und Hefen
Sake	japanischer Reiswein	Hefen
Kwaß	russisches Getränk	Milchsäurebakterien und Hefen

Interessant ist in diesem Zusammenhang die Beobachtung, daß ausgeprägte Formen von Arteriosklerose und vor allem Herzinfarkte in China und Japan »ungewöhnlich selten« sind (so der Gefäßspezialist Prof. *Gotthard Schettler* in seinem Buch »Der Mensch ist so jung wie seine Gefäße«). Man weiß heute, daß dies ursächlich mit der Art und Weise zu tun hat, wie sich die Asiaten in diesen Regionen ernähren. Und das hauptsächliche Charakteristikum, die ins Auge stechende Besonderheit der dort üblichen Kostformen ist -neben einer vorwiegend pflanzlichen Kost – eben ein ausgesprochen hoher Anteil an fermentierten Lebensmitteln (siehe auch Tabelle 4).

Die Einwirkung von Mikroorganismen, vorzugsweise von Milchsäurebildnern und Hefen, erweist sich hier als eine Veredelung. Stoffe werden abgebaut, die Verdaulichkeit bessert sich und es kann zu einem Plus an Vitaminen kommen, und auf diese Weise vermögen solche Speisen mitunter zu einer Quelle für wertvolle Schutzwirkungen zu werden. Dies wird besonders deutlich unter dem Gesichtspunkt der nachgewiesenen positiven Beeinflussung des Darmmilieus, also der »Wurzel« unserer Gesundheit und dem wohl wichtigsten immunologischen Abwehrorgan unseres Körpers. Doch davon dann später mehr.

Mikrobe für Methusalems? Der »Bacillus bulgaricus«

Genutzt wurde es also bereits seit langem mit großer Selbstverständlichkeit: das Wirken mikroskopisch kleiner Lebewesen. Was es nun genau war, was z.B. die Milch sauer – und damit verträglich und haltbar – werden ließ, darüber kann man sich allerdings erst seit etwa 100 Jahren Rechenschaft ablegen.

Mit ziemlichem Erstaunen erkannte man, daß Pasteurs »Bösewichte«, die Bakterien, hier wohltätige Werke vollbrachten. Und wir wollen dem berühmten Begründer der Bakteriologie auch nicht Unrecht tun: bei allem Jagdfieber nach Krankheitserregern hatte schon der große Franzose vermutet, daß z.B. die Bakterienbesiedelung des menschlichen Darmes eine symbiotische sei, die wechselseitigen Nutzen bringe.

Trotzdem war es für die Zeitgenossen schon überraschend, immer wieder darauf gestoßen zu werden, daß Mikroben und die besonders gefürchteten »Bazillen« dem Menschen auch vorzügliche Dienste leisten konnten.

So richtig um die Welt gingen derartige Zusammenhänge mit dem Auftreten des russischen Forschers *Metschnikow*.

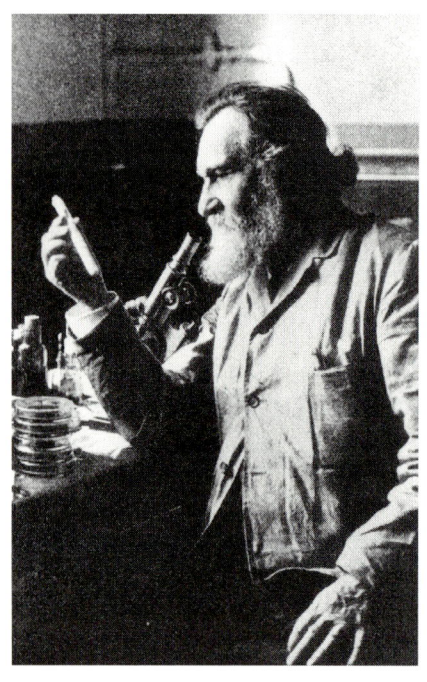

Ilja Iljitsch Metschnikow (1845-1916), Biologe, seit 1890 am angesehenen Institut Pasteur in Paris. 1908 Medizin-Nobelpreis, zusammen mit Paul Ehrlich.

Metschnikow war einer der ersten »Sterne« des allmählich heraufdämmernden Medienzeitalters. Er schaffte es, daß die Ernährung – ansonsten eher ein Thema am Rande, wenn es nicht gerade um kulinarische Fragen ging – in die Schlagzeilen geriet und engagiert öffentlich diskutiert wurde. Seine Thesen gingen in Theaterstücke ein, und auch in vielen vor allem angelsächsischen Romanen – z.B. denen von Aldous Huxley – finden sich Nachklänge an das aufsehenerregende Tagesgespräch jener Jahre.

Krankheit und Altern, so meinte Metschnikow Anfang des 20. Jahrhunderts, seien das Ergebnis von Fäulnisprozessen im Darm. Und ein Gegenmittel hatte er auch parat: den Bacillus bulgaricus, wie er die Dickmilch bestimmter Bergvölker säuerte.

Wohl zum ersten Mal in der Menschheitsgeschichte brach ein geradezu hysterischer »Run« auf einen Mikroorganismus und dessen Erzeugnis aus, genährt durch die – natürlich irrige – Versicherung des Gelehrten, daß in den Schluchten des Balkans geradezu regelmäßig 130-jährige Hirten bei bester Gesundheit anzutreffen seien.

Metschnikows Irrtum

Als Metschnikow dem Yoghurt solche weitreichende gesundheitserhaltende Macht zuschrieb, war dabei viel Mode und Klischee und wenig konkrete

Kenntnis am Werk.

Denn wer kannte seinerzeit die Lebensverhältnisse auf dem Balkan?

Da eine solche Klärung für unser Thema von Interesse ist, wollen wir den Sachverhalt kurz einmal klarstellen: noch um die Jahrhundertwende lebte der Landwirt in den Gebieten des heutigen Bulgarien fast ausschließlich von Pflanzenkost. Auffällig war weniger der angeblich so überreichliche Verzehr von Dickmilch; wenn etwas charakteristisch erscheint, so viel eher die Vielfalt der verwendeten gesäuerten Gemüse – »Gemüsedauerwaren« (*A. Maurizio*) hat man sie genannt. In vielen Gegenden lebte man von Oktober bis in den Frühsommer hinein weitgehend von einer besonderen Form von Sauerkraut, bei der die ganzen Krautköpfe, nur zweimal geteilt, eingelegt wurden. Ähnlich verfuhr man etwa mit Gurken oder Oliven.

Das Sauerkraut wurde mit Vorliebe roh verzehrt, und auch der Saft wurde geschätzt.

Metschnikow war also sicher auf der richtigen Fährte, nur blieb er bei einer populären Nebensächlichkeit hängen, und er erlag – wie so viele vor und nach ihm – der Versuchung, ein Patentrezept zu liefern, einfach genug, um Schlagzeilen und viele Nacheiferer zu finden.

Nicht der Yoghurt allein war also typisch für die Küche des Balkans, sondern der hohe Anteil an gesäuerten Lebensmitteln.

Nun wird mancher Gesundheitsinteressierte wissen, daß sich im Anschluß an Metschnikow an das Wirken der Kleinstorganismen (die »guten« Bakterien) zahlreiche Spekulationen anschlossen.

Waren es vielleicht die erwähnten »Gemüsedauerwaren«, welche die Hochbetagten am Fließband »produzierten«?

Immer wieder tauchte jenes alte Gerücht auf, daß in versteckten Winkeln im Osten Völker existierten, zu deren Grundnahrungsmittel solche vergorenen Lebensmittel zählten und sich durch besondere Gesundheit auszeichneten und ein hohes Lebensalter erreichten.

Die daraus abgeleiteten Empfehlungen führten schließlich sogar zur Propagierung einer Milchsäurekost, die geeignet sein sollte, vor Krebs und anderen chronischen Leiden zu schützen oder diese Krankheiten gar zu heilen (so der Arzt Dr. *Johannes Kuhl*).

Milchsäure – praktisch

Wir sollten beachten: Milchsäure entfaltet für den Menschen vor allem ein universelles, ungemein nützliches Wirkprinzip: es konserviert ansonsten verderbliche Lebensmittel auf natürliche Weise.

Dies ist die vorrangige Bedeutung dieser Gruppe von Bakterien: ihre ausgeschiedenen Stoffwechselprodukte verderben konkurrierenden Fäulnis-Bazillen das Terrain, und letztere können sich nicht mehr frei entfalten und ausbreiten.

Gleichzeitig verändern die Milchsäurebakterien das Lebensmittel selbst. Sie wachsen darin, bauen Kohlenhydrate um (Vorverdauung) und am Ende steht eine Art neues Lebensmittel, eine »gesäuerte« Version, in mancher Hinsicht bekömmlicher und verträglicher als das Ausgangsprodukt (z.B. bei Milch).

Vielgestaltig sind nun die Möglichkeiten, Milchsäure-Erzeugnisse in unseren Speiseplan zu integrieren: *Joghurt, Dickmilch, Schwedenmilch, Kefir* – sie alle sind das Produkt des Wirkens dieser nützlichen Spezialisten unter den Bakterien.

Auch im *Sauerkraut* haben sie ihre Spuren hinterlassen.

Bioläden und Reformhäuser bieten milchsaure Getränke an, und dort hat man sich auf alte, besonders im Osten angesiedelte Traditionen besonnen: das milchsaure Einlegen unterschiedlicher Gemüse, und der Verbraucher kann deshalb inzwischen nicht nur zwischen in Essig Eingemachtem wählen, sondern auch für abwechslungsreiche milchsaure Abwechslungen sorgen.

Schließlich hat man – besonders in der Naturkost-Szene – zahlreiche fernöstliche Gerichte und Gewürze für die mitteleuropäische Küche neuentdeckt. Bei vielen dieser Spezialitäten handelt es sich um traditionelle fermentierte Erzeugnisse, also um Lebensmittel, die in einem Reifungsprozeß hergestellt werden, bei dem Milchsäurebakterien im Zusammenwirken mit Hefen konservierende Wirkungen und Wandlungen im Gefüge der Nährstoffe bewirken. Dabei wird aus äußerst leicht verderblicher Ware durch die Tätigkeit der Mikroorganismen ein Produkt, das z.T. noch nach Jahren gefahrlos genossen werden kann.

Milchsäure – therapeutisch

Alle Schleimhäute des menschlichen Körpers haben durch die Tätigkeit der Milchsäurebakterien leicht saures Milieu, das sie gegen negative Einflüsse von außen schützt. Bereits Ende des 19. Jahrhunderts hatte man sich in diesem Zusammenhang einen besonderen Effekt zunutze gemacht, nämlich die Förderung der Milchsäurebakterien durch Bierhefe.

Der Gynäkologe *Th. Landau* verordnete dabei Bierhefe zur Behandlung bestimmter Frauenleiden, und zwar vornehmlich des Scheidenausflusses (Fluor vaginalis). Er griff übrigens auf ein Verfahren zurück, das schon in der Antike praktiziert und von Hippokrates folgendermaßen beschrieben worden war: »Man brenne Weinhefe, werfe sie ins Wasser, mache hierauf mit dem Wasser eine Spülung«. Im Unterschied zu seinem großen Vorbild verwendete Landau für seine Zwecke allerdings dickflüssige Bierwürze.

Der Erfolg war bemerkenswert und Landaus Therapieansatz fand im führenden Gynäkologie-Handbuch seiner Zeit eine ausführliche Würdigung. Doch wie sollte man den Behandlungserfolg konkret erklären?

Bereits Landau selbst war überzeugt, daß die Bierhefe selektiv die »guten« Milchsäurebakterien der Scheiden-Schleimhaut fördert und dadurch zu einer Verdrängung jener Mikroorganismen führt, welche die entzündlichen (»katarrhalischen«) Vorgänge hervorgerufen hatten. Das Tandem »Hefe und Milchsäurebildner« setzte sich durch, das »normale« saure Milieu wurde wiederhergestellt und den Infektionserregern somit der wachstumsfördernde alkalische Nährboden entzogen (*Weitzel/Winkel*).

Auf Anhieb konnte Landau mit der neuen Methode mehr als der Hälfte seiner zahlreichen Patientinnen nachhaltig helfen. Trotz der ermutigenden Ergebnisse, über die er 1899 die Fachwelt unterrichtete, vermochte sich Landaus Behandlungsweise damals allerdings schon allein deshalb nicht durchzusetzen, weil es noch an geeigneten Hefe-Präparaten fehlte. Landau selbst mußte seine »Arznei« noch unter einigem Aufwand direkt aus der Brauerei beziehen.

Solche Zusammenhänge zwischen saurem Milieu und vorteilhaften Hefewirkungen gelten für alle Schleimhäute, übrigens auch für die Haut. In ganz besonderer Weise kommen sie jedoch in unserem Verdauungsapparat zum tragen. Deshalb wollen wir diesem bedeutenden Thema ein eigenes Kapitel widmen.

Darmflora und Gesundheit

Der Darm als »erste Barriere des Immunsystems«. Gesundes Darmmilieu durch »symbiosefreundliche« Ernährung.

»Der Tod sitzt im Darm«?

Ohne sich darüber so ganz im klaren zu sein, hatte Metschnikow mit seinem »bulgarischen Bazillus« neben manchen Türen ins wissenschaftliche Abseits auch eine in Richtung Wahrheit und Fortschritt aufgestoßen.

Nur stellte es sich, wie immer im Leben und in der Medizin, nicht ganz so einfach dar, wie es die »Wunderdoktoren« haben wollten. Denn es war nicht die mysteriöse Mikrobe selbst, die im Darm zum Segen des Organismus das Regiment antrat. Der vorteilhafte »Schutz-Effekt« der milchsauren Nahrungsmittel war eher indirekter Natur, eine Folge der Einwirkung milchsaurer/hefehaltiger Lebensmittel auf das Darmmilieu.

Und in der Tat können sich dort im verborgenen, lange Zeit kaum bemerkt, bedrohliche Prozesse abspielen. Steigt etwa die Zahl der sog. Clostridien, erhöht sich parallel dazu das Krebsrisiko. Ähnliches gilt für die Enterokokken.

Wie kann es zu solchen Entwicklungen kommen? Und gibt es Möglichkeiten, ihnen rechtzeitig Einhalt zu gebieten?

Zu diesen zentralen Fragen für unser Wohlergehen hat die Forschung gerade der vergangenen Jahre grundlegende und praktisch hilfreiche neue Erkenntnisse zusammengetragen.

Gewiß werden Sie schon des öfteren plakative Formulierungen gelesen haben wie etwa: »Der Tod sitzt im Darm!« In solchen Anschauungen – die schon eine hundertjährige Tradition haben – erscheint das Verdauungssystem als eine Quelle für die permanente Giftüberflutung des menschlichen Organismus.

Den Fachmann überkommt bei solchen Formulierungen leicht ein Unbehagen. Denn es mag ja manches an den kassandrischen Mutmaßungen dran sein; die biologischen Zusammenhänge sind jedoch weit komplizierter, als sie in der Regel in der populären Ratgeberliteratur dargestellt werden. Und überdies schießen sie mit Sicherheit auch am Ziel vorbei: Wenn schon, so sollte es korrekter heißen: »Die Gesundheit sitzt im Darm!«

Denn eben an diesem zentralen Ort sind erste, hochwirksame und bewundernswerte »Sicherungen« eingebaut, die ihren Schutzschild über den ganzen Körper auszubreiten vermögen – wenn wir den allgegenwärtigen Bedrohungen nicht durch falsche Lebensweisen und Fehlverhalten allzu großen Raum geben.

Der Verdauungstrakt und sein Innenleben, in dem sich viele für unser Überleben entscheidende Prozesse abspielen, zeigt sich allerdings in der Tat unter den Bedingungen modernen Lebens als sehr anfällig, und jede Störung kann schwerwiegende Konsequenzen nach sich ziehen. Ob nun Krankheiten (Magensäuremangel u.ä.) zugrundeliegen, Fehlernährung (Wirkstoffmangel), Abführmittelmißbrauch, therapeutische Maßnahmen wie Strahlenbehandlung oder unerwünschte Arzneimittelnebenwirkungen (Antibiotika): die Erschütterung des natürlichen Gleichgewichts hat schnell Gefahren im Gefolge: einmal können krankmachende Keime, die sonst leicht in Schach gehalten würden, sich im Verdauungskanal behaupten und durchsetzen; andererseits dringen Bakterien aus den unteren (Dick-) Darmabschnitten in den Dünndarm vor. Daraus entstehen nicht nur typische Mißbefindlichkeiten wie Blähungen oder Durchfallerkrankungen; es kommt auch zu vermehrter Belastung des Körpers mit Giften wie bakteriellen Stoffwechselprodukten (biogene Amine, Ammoniak, Indol, Phenol u.a.), was letztlich zur Ausbildung von schweren Leiden wie Morbus Crohn oder Colitis ulcerosa und zu einer Schädigung der Darmschleimhaut und damit zu einer Schwächung der Abwehrfunktion des Darmes führen kann.

Ein Ausflug ins unbekannte Innenleben:

Der Verdauungskanal und seine »Bewohner«

Welcher Teil des Körpers, würden Sie meinen, bringt uns am intensivsten mit der Außenwelt in Kontakt? Wo ergeben sich die meisten Berührungspunkte?

Es ist nicht die äußere Hülle, der Hautmantel, wie wir spontan vielleicht meinen mögen, sondern der Verdauungsapparat.

Die Waagschale schlägt hier geradezu eklatant zugunsten des letzteren

Organsystems aus: denn bringt es unsere Haut auf eine Fläche von kaum 2 qm, so weist allein der Darm eine um das 150fache größere Oberfläche auf (300 qm); berücksichtigt man noch die Mikrofalten des Drüsenepithels, so ergibt sich sogar die unvorstellbare Größenordnung von 4.500 qm, nicht weniger also als etwa ein ganzes Fußballfeld! Und in diesem verschlungenen Reich lassen sich rund 400 verschiedene Bakterienarten aufspüren und sind schließlich mit einem Anteil von mehr als einem Drittel (40%) am Stuhlgewicht beteiligt.

Heute steht fest: Die Darmflora ist eine Art Humus, aus dem bei günstiger Beschaffenheit vitale, gesunderhaltende Kräfte ausgehen. Daß Bakterien im Verdauungstrakt vorkommen, hielt man anfangs für eine krankhafte Erscheinung, ja man erschrak geradezu über die Entdeckung. Später stellte es sich heraus, daß dieser Befund »normal« und sogar wünschenswert ist. Allerdings kommt der Frage große Bedeutung zu, in *welcher* »Gesellschaft« sich der Mensch dabei befindet.

Bei den beteiligten Mikroorganismen handelt es sich überwiegend um sog. »Symbionten« des Menschen. **Symbiose** nennt man das »einvernehmlich«, gegenseitig nutzbringende Zusammenleben verschiedenartigster Lebewesen.

Grundsätzlich unterscheidet man hinsichtlich der Darmbakterien zwei Gruppen: Fäulnisflora (z.B. Enterobakterien) und Säuerungsflora halten sich im günstigen Falle die Waage, wobei letztere jedoch deutlich überwiegen sollten (erwünschter Anteil von 90 Prozent). Man spricht dann von **Eubiose.**

Verschiebt sich das Gleichgewicht in Richtung Fäulniserreger, so folgen daraus Belastungen sowohl für den Darm wie auch für den übrigen Organismus, und für eine solche »Fehlbesiedelung des Darmkanals« hat man den Begriff **Dysbiose** geprägt.

Die sog. Laktobazillen und Bifidobakterien als wichtigste Säurebildner sind jene Ordnungskräfte, die derartige »Entgleisungen« am wirkungsvollsten zu verhindern helfen. Sie ermöglichen ein ausgewogenes, gesunderhaltendes Gleichgewicht, erweisen sich aber beim modernen Zivilisationsmenschen als Schwachstelle. Man hat nämlich festgestellt, daß chronische Erkrankungen fast immer einhergehen mit einem Mangel oder weitgehenden Fehlen von milchsäurebildenden Bakterien im Darm.

Unsere Nahrung ist der bedeutendste Faktor, auf diesen lebentragenden Urgrund nachhaltig Einfluß zu nehmen. Positiv ins Gewicht fallen hier milchsaure Lebensmittel (wie übrigens gerade eben eine Untersuchung der Universität Prag erneut bestätigte) und Bierhefe. Letztere zeichnet sich noch dadurch aus, daß sie auf die denkbar vorteilhafteste Weise den Teufelskreis zwischen Verdauungsstörungen und Ernährungsmängeln zu durchbrechen erlaubt.

Der Darm – erstes »Bollwerk« unserer Immunabwehr

Unter dem Eindruck der unerhörten Bedeutung, die dem Darm für unsere Gesundheit zukommt, lohnt es sich gewiß, neueren immunologischen Erkenntnissen größere Aufmerksamkeit zu schenken. Sie eröffnen neue Chancen zur Erhaltung eines funktionstüchtigen Verdauungssystems. Der Leser mag es uns nachsehen, wenn hierbei mancher Fachbegriff wird fallen müssen – aber: so kompliziert sind hier eben die Verhältnisse!

Was den Darm als erste – und übrigens auch größte – Barriere des Immunsystems gegen Keime und Giftstoffe angeht, so steht heute im Mittelpunkt des Forschungsinteresses ein körpereigener Mechanismus, für den man international den Begriff GALT (= gut-associated lymphoid tissues) geprägt hat und mit dem man das »darmassoziierte Immunsystem« näher bezeichnet. Diese wechselwirkungsreiche Einrichtung vermag ganz Erstaunliches zu leisten: Bakteriengifte werden von der Darmoberfläche, wo sie Schaden anrichten könnten, ferngehalten; Viren und unerwünschte Krankheitserreger werden ausgeschaltet, sollten sie die Epithelschranke (Epithel = äußere Zellschicht des Darmes) einmal überwunden haben. Wichtig sind dabei die sog. »Peyerschen Plaques«, Ansammlungen von Lymphozyten, die in der Darmwand sitzen und so etwas wie eine Nachschubbasis für die Produktion spezifischer Antikörper darstellen, vor allem mit dem Zweck, vorgerückte krankmachende Bakterien zu eliminieren.

Schon seit Mitte der 70er Jahre erforscht man mit besonderer Intensität solche sog. Immunmodulatoren, die beim Abwehrgeschehen gewissermaßen Regie führen. Sie sind selbst nicht am Geschehen direkt beteiligt, beeinflussen die Effektivität der Abwehr jedoch ganz entscheidend.

Die Voraussetzungen für ein solchermaßen schlagkräftiges Immunsystem schafft jedoch vor allem eine ausgewogene Besiedelung des Darmes mit Bakterien, und dieses wichtige Moment sollte man deshalb keineswegs dem Zufall überlassen.

Möglichkeiten der positiven Beeinflussung des Darmmilieus

Es ist vor allem die Art und Weise, wie wir uns ernähren, die das »Darm-Milieu« entscheidend prägt.

Bis in die letzten Jahrzehnte hinein stritt sich die Fachwelt allerdings um die Frage, ob über den Weg der Nahrung auf dieses Geschehen *positiv* Einfluß genommen werden könnte. Praktiker hatten sich wenig um solche Wortge-fechte in den Elfenbeintürmen der Forschung gekümmert. Für sie war aus ihrer täglichen Beobachtung klar, daß es vor allem die Ernährung ist, die das Darm-Milieu zum Guten oder Bösen zu wenden vermag. Mit speziellen Me-dikamenten, so zeigte sich dabei, war hier wenig auf Dauer zu retten; denn sie »haben nur so lange Erfolg, wie sie eingenommen werden«.

In der Vergangenheit wurden deshalb immer wieder verschiedenste thera-peutische Anstrengungen unternommen, um die physiologische, »gute« Darmflora zu fördern, und dies mündete in heute weitgehend gesicherte Auffassungen von einer »Regulierung der Darmflora über die Nahrung«. Gleichzeitig wird dabei immer auch auf die Rolle der Milchsäurebakterien verwiesen, denen wichtige Funktionen im Bereich des Immunsystems, also bei der Abwehr krankmachender Keime, zukommen.

Wirksame und praktisch umsetzbare Ansätze für eine neue, erfolgverspre-chende Haltung zu diesen komplexen Vorgängen hatten sich in der Tat schon recht früh ergeben. Da war beispielsweise der Siegeszug der »Kefir-Knolle«, der man bis zum heutigen Tag besondere gesundheitserhaltende und verdauungsfördernde Wirkungen nachsagt. Wie wir bereits gesehen ha-ben, handelt es sich dabei um ein **Gemisch aus Hefepilzen und (Milchsäu-re-) Bakterien**. Man »impft« damit Milch (ursprünglich Stutenmilch), und die Mikroorganismen wandeln sie in eine schmackhafte gesäuerte Speise um.

Hefe und Milchsäure wirken hier einträchtig zusammen, ein Gespann, das noch des öfteren bei den Experten in positiver Hinsicht für Furore sorgte. Beide, so zeigte sich in anderem Zusammenhang, sind wohl die vorzüglich-sten Garanten für die Darmgesundheit: Denn auch beim Bierbrauen haben die Hauptakteure, also die Hefezellen, gewissermaßen eine bakterielle

Eskorte um sich, bestehend aus Milchsäurebildnern. Letztere erfüllen dabei gewisse hygienische Aufgaben und sind in der Lage, die Umtriebe krankmachender Konkurrenten buchstäblich im Keim zu ersticken.

Sehr schnell war deshalb für viele Forscher klar, daß die Wurzeln der vielfältigen beobachteten Bierhefe-Wirkungen in einem lange Zeit sträflich vernachlässigten Bereich gründeten, nämlich der Verdauung, genauer: der vorteilhaften »Umstimmung der Darmflora«. Eine Reihe von Wissenschaftlern belegten, daß Hefe bzw. die darin enthaltenen Inhaltsstoffe dem Auftreten ‚abartiger Keime« entgegenwirkt. Insbesondere hatte man schon sehr bald festgestellt, daß sich Hefekuren bei der sog. »enteralen Intoxikation«, also der oben erwähnten Darmfäulnis, ausgezeichnet bewährten (*Königer*). Bierhefe entpuppte sich als wertvolles Hilfsmittel, das Gleichgewicht der Darmflora, die Eubiose, zu erhalten oder wiederherzustellen. Bei klinischen Erprobungen konnte auf diese Weise zahlreichen Mißbefindlichkeiten wie Blähungen, Obstipation, Unverträglichkeiten wirksam abgeholfen werden.

Noch aus einem anderen ebenfalls auf der Hand liegenden Grund zeigte sich die Bierhefe bei Verdauungsproblemen von besonderem Nutzen. Denn hier tut sich ein typischer, von den Therapeuten oft beklagter »circulus vitiosus« auf: jede Störung der Darmtätigkeit beeinträchtigt die Versorgung mit wichtigen Wirkkomponenten der Nahrung (vor allem Vitamine, Mineralien, Spurenelemente). Solche Defizite vermindern ihrerseits die Leistungsfähigkeit des Verdauungstraktes – und so schaukeln sich auch kleinere, an sich harmlose Veränderungen, allmählich zu chronischen Funktionseinbußen hoch.

In allen diesen Fällen bietet der Verzehr von Bierhefe mit deren kaum zu übertreffenden Gehalt an Spurenstoffen eine so einfache wie dankbare Möglichkeit zur Regulierung und Risikominderung. Bierhefe dient hier unter anderem als Wirkstofflieferant für die Milchsäurebakterien (Vitamine, essentielle Aminosäuren) und fördern damit indirekt auch die »Darmflora«.

Es liegt auf der Hand: ein funktionstüchtiges Verdauungssystem kann für unsere Gesunderhaltung einen unerhört wichtigen Beitrag leisten. Und ständig erbringt die Forschung hierzu neue »Indizien«. Interessant in diesem Zusammenhang sind neueste Beobachtungen, die zeigten, daß bestimmte Inhaltsstoffe der Bierhefe unmittelbar anregend und stärkend auf das Immunsystem einwirken. Konkret zu nennen sind hier Verbindungen wie Zymosan oder der Mehrfachzucker Glukan. Ihre Anwesenheit im Verdauungstrakt aktiviert über die erwähnten »Peyerschen Platten« Schutzmechanismen, die sich – wie Experimente an Mäusen ergeben haben – sowohl gegen bakterielle Infektionen richten (*P. Mayer/J. Drews*) als auch tumorhemmende Wirkung zu entfalten vermögen (*N.R. Di Lucio, D.L. Williams* sowie *R. Ohno u.a.*).

Diese Forschungsergebnisse – an sich schon erstaunlich genug – sind auch geeignet, einem verbreiteten Mißverständnis ein Ende zu bereiten, auf das wir im folgenden noch zu sprechen kommen wollen.

Über Pilzerkrankungen des Darmes – Eine Richtigstellung zum Thema »Candida« und »Mykosen«

Ist die Menschheit bedroht von »tödlichen Mykosen«? Davon also, durch krankmachende Pilze überschwemmt zu werden?

Gegenwärtig huschen solche Vorstellungen wie Irrlichter über die medizinische Szene hinweg und haben nur einen Erfolg: sie verunsichern gerade gesundheitsbewußte Zeitgenossen.

Tatsächlich ist es so: unter ganz bestimmten Bedingungen setzt sich vor allem der Pilz »Candida albicans« auch im Körper des Menschen fest und führt zu ernsthaften Beschwerden. Damit dies in krankmachendem Umfange eintreten kann, muß allerdings eine sog. »Prädisposition« vorliegen, eine Schwächung beispielsweise durch Arzneimittel wie Cortison, Antibiotika, immununterdrückende Mittel oder Grunderkrankungen wie Krebs oder schlecht eingestellten Diabetes.

In derartigen Fällen können vermehrt bedrohliche Candida-Besiedelungen im Darm oder anderen Körperorganen nachgewiesen werden. Die Betonung liegt auf »vermehrt«. Denn vorhanden war der Pilz in solchen Fällen auch schon vorher. Nur kam ihm, gebändigt durch die ordnenden Kräfte eines funktionierenden Organismus, ein bescheidener Platz zu im Billionenheer der uns ständig (zumeist übrigens zu unserem Nutzen) »heimsuchenden« Mikroben.

Mit dieser Einschätzung könnte es nun sein Bewenden haben, und es könnten sich geeignete – vor allem immunstimulierende – Therapien anschließen – wenn dem Menschen nicht die Wesensart zukäme, allzuoft das Kind mit dem Bade auszuschütten.

Denn vor dem Hintergrund der Gefahren durch Mykosen bläst man neuerdings verschiedentlich zu einer absonderlich anmutenden Jagd auf »Pilze« und »Hefen«, und reißt dabei gewissermaßen beim Auswechseln eines ver-

94

dorbenen Dachziegels gleich das ganze Haus ein.

Deshalb sei hier gestützt auf die Erkenntnisse der Mikrobiologie, Ernährungsforschung und klinischen Anwendung klargestellt: Candida und Bierhefe haben – was ihre Eigenschaften und ihren Nutzen für den Menschen angeht – nichts, aber auch gar nichts miteinander gemein. Letztere ist eine Kulturhefe und gedeiht sehr gut auf Gerstenmalz, nicht jedoch im menschlichen Körper. Auch wird das Wachstum des Candida-Pilzes keineswegs durch die Gegenwart von Bierhefe auf besondere Weise gefördert (nährt sich Candida doch vor allem von Kohlenhydraten, wobei ihm besonders Süßigkeiten und Weißmehlerzeugnisse zugute kommen).

Das Gegenteil ist richtig. Candida kann im Körper nur dann seine Herrschaft aufrichten, wenn die Schlagkraft unseres Immunsystems, aus welchen Gründen auch immer, erlahmt ist. Und dafür, daß dieser Fall nicht eintritt, sorgen unter anderem bestimmte immunstimulierende Bestandteile der Bierhefezelle. Die Substanzen Zymosan und Glukan aktivieren – wie wir bereits gesehen haben – jenen bedeutenden Teil des Abwehrsystems, der in den sog. Peyer'schen Platten des Dünndarms lokalisiert ist und hier erste Barrieren gegen Fehlentwicklungen aufrichtet. Wie zahlreiche Forschungen seit Mitte der 80er Jahre nahelegen, führt die Einnahme von cellulärer Bierhefe deshalb »zu einer verbesserten Abwehrleistung gegen im Darm vorhandene Candida-albicans-Zellen«.

Es bleibt also heute festzuhalten: einer der wichtigsten praktischen Helfer, die es erlauben, krankmachenden Pilzbesiedelungen im Organismus vorzubeugen, ist die Bierhefe, vorzugsweise in ihrer naturnahen, cellulär-flüssigen Aufbereitung. Sie stärkt die spezifischen Abwehrreaktionen und läßt – dies sei zur Klarstellung nochmals mit den Worten von Mikrobiologen und anerkannten Mykose-Forschern betont – in keiner Weise »für Menschen mit einer bestehenden lokalen oder systematischen Candida-albicans-Besiedelung schädlichen Einflüsse erwarten«.

Naturarznei Bierhefe – das rettende »Prinzip Ergänzung«

Gesundheit und Wohlergehen des Menschen »gehen durch den Magen«: sie sind aufs engste abhängig von einer umfassenden, lückenlosen Versorgung mit Wirkstoffen. In mehr als sieben Jahrzehnten intensiver ernährungsmedizinischer Forschung erwies sich die Bierhefe als reich gesegneter Kosmos an solchen unverzichtbaren Nahrungsfaktoren.

Alle Lebewesen benötigen für ihr Wachstum, ihre Entwicklung und Vermehrung bestimmte unverzichtbare Nahrungsbestandteile. Mit allen Mitteln der Analyse und Diagnose hat sich der moderne Mensch in diesem Jahrhundert bemüht, diese essentiellen Stoffe zu identifizieren.

Unsere Erkenntnisse über die Vitamine, Mineralstoffe, Spurenelemente und weitere Wirkstoffe sind dabei heute weit fortgeschritten.

Dennoch passiert es immer wieder, daß eine nach unserem »Schulwissen« komplette Nahrung versagt: Junge Tiere zeigen Wachstumsschwäche, kleine Kinder sind appetitlos und gedeihen schlecht. Gibt man in solchen Fällen etwas Hefe, so zeigt sich schnell eine deutliche Besserung. Danach enthält die Hefe also Ergänzungsstoffe, welche die Nahrung erst vollwertig machen.

Solchen überraschenden und ungewöhnlich positiven Erscheinungen begegnen wir in der Forschung über die Maßen häufig. Es offenbart sich dahinter ein Prinzip, das für unseren modernen Begriff von Ernährung von entscheidender Bedeutung ist: nämlich das Streben nach »Vollwert« als dem eigentlichen gesunderhaltenden Prinzip.

Warum war es die Bierhefe, die bei so verschiedenartigen Forscherpersönlichkeiten wie *Kollath* oder *McCollum* in so hohem Ansehen stand?

Für den Arzt und Hygiene-Ordinarius Prof. Dr. *Werner Kollath* (1892-1970) gab eine besonderen Anfälligkeit des Menschen den Anstoß. Die Neigung zu – wenigstens in diesem Ausmaß – neuartigen, schwer zu behandelnden

96

»chronischen« Leiden im Zeitalter der Zivilisation. Seine Gedanken kreisten um einen großen und anspruchsvollen Ansatz: es ging ihm um die »Gesetze des Lebens und der Gesundheit«. Waren schon die physikalischen Naturgesetze nur durch ein zähes Ringen über Jahrtausende der Materie entlockt werden – ein welch gewaltiges Unterfangen mußte dann erst der Versuch darstellen, solche verbindliche Regeln für den Ablauf komplexer biologischer Vorgänge aufzuspüren?

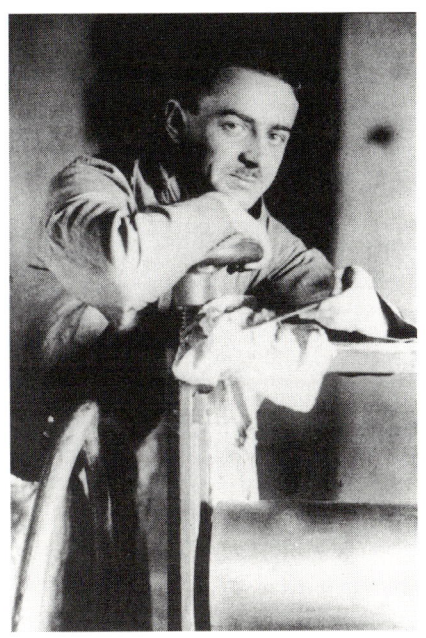

Werner Kollath (1892-1970). Der vielseitige »Forscher, Arzt und Künstler« – so der Titel seiner Biographie – gilt als eigentlicher Begründer einer refomierten wissenschaftlichen Ernährungsforschung. Beispielsweise mit seiner vielzitierten »Ordnung unserer Nahrung« (Lebens-Mittel kontra Nahrungs-Mittel). Kollaths Forderung: »Laßt unsere Nahrung so natürlich wie möglich!« ist zum Fanal für die heute in hoher Blüte stehende Vollwertkost-Bewegung geworden.

Und doch gelingt dieses Unterfangen bei einem kleinen aber wichtigen Eckchen des Universums an Wechselwirkungen, welches das Leben darstellt.
Kollath formuliert seine Lehre von der »Mesotrophie« (Halbernährung) und belegt durch zahlreiche Laborversuche, daß die permanente Unterversor-

gung mit lebenswichtigen Wirkstoffen über Jahre oder Jahrzehnte hinweg zu jenen Funktionsverlusten bei Organen führt, die wir heute als »Zivilisationskrankheiten« umschreiben.

Fest steht nunmehr: die übliche »Hausmannskost« (die sich im übrigen bis heute kaum geändert hat) läßt uns vorzeitig altern, macht uns anfällig für bestimmte Krankheiten (Herz-Kreislauf, Stoffwechsel und Verdauung, Krebs, Allergien) bzw. läßt körperliche Schwachstellen und erbliche Dispositionen für bestimmte Leiden manifest werden.

Schon die »besten Jahre« und erst recht das Alter werden so – ohne daß dies schicksalhaft notwendig wäre – zum Hindernislauf, bei dem sich ständig neue gesundheitliche Sorgen und Bedrückungen, viele oft gleichzeitig, einstellen.

Kollath belegt jedoch auch: es gibt einen Ausweg, diesen Teufelskreis der Zivilisationsleiden zu durchbrechen. Unter anderem erweist sich ein Stoff dabei von »sonderbarer universeller Wirkung« (Kollath), und zwar das Thiamin (Vitamin B). Jedoch: wiederum auch nicht nur dieses Vitamin an sich. Denn isolierte, »reine« Vitamine versagen bei den Bemühungen des Forschers, die verhängnisvolle Mesotrophie zu verhindern. Das Unterfangen glückt nur verläßlich, fügte er komplexe Wirkstoffträger zu: »Hefe und Getreidekeime«, so sein Fazit, »enthielten die gesuchten Stoffe« – immer vorausgesetzt, sie werden nicht übermäßig erhitzt (Temperaturen über 100°C mindern die Wirkung).

Es war gewissermaßen »vorherbestimmt«, daß die Hefe ins Blickfeld der Experten geraten mußte. Stellt sie doch eine Art Summe zahlloser »autonomer« Kleinstlebewesen mit eigenem Stoffwechsel dar. In ihren Zellen sammeln sich die »Substrate des Lebens« in hoher Konzentration an. Denn nichts anderes ist Leben als Gestalt gewordene Selbstbehauptung. Und die Überlebenskraft hat ihre Basis nun einmal zu beträchtlichen Teilen in der Biochemie der Organismen. Der Instinkt dafür, was uns hier zuträglich ist, ging im Laufe der Entwicklungsgeschichte) gründlich verloren. Hunger und Durst sind ein höchst unzuverlässiger Führer durch den Dschungel des modernen Nahrungsmittelangebotes. Um auf diesem Felde Schäden gegenzusteuern, müssen wir Verstand und Wissen ins Felde führen und uns bewußt machen, daß jedes Geschöpf zeit seines Lebens auf einem schmalen Grat wandelt, bedroht vom Mangel in vielfältiger Gestalt.

Wie gefährlich diese Gratwanderung sein kann, lehrten die zahllosen

Ernährungsversuche unseres Jahrhunderts. Sie zeigten, daß es nicht genügt, einfach nur Hunger zu beseitigen. Unbedachtheit und scheinbare Sattheit kann letztlich genauso tödlich enden wie Nahrungsentzug. Die Hefe erwies sich in dieser Hinsicht als korrigierendes Moment. Mit ihrem Inhaltsreichtum (siehe Tabelle 5, Seite 108) ist sie in der Lage, schon in relativ geringen Mengen eine ungenügende Ernährungsbasis vollwertig zu machen oder diese wenigstens deutlich zu verbessern.

Dies gilt besonders im Hinblick auf den Menschen; denn kein Geschöpf unter der Sonne hat sich so weit von den Anfängen und Ursprüngen seines Herkommens entfernt. Kein Geschöpf schuf sich einen Speisezettel, der neben Gründen der Wirtschaftlichkeit auch nach Gesichtspunkten des »Lustgewinns«, des Geschmacks also, zusammengestellt ist. Überall sonst in der Natur überwiegt als oberste Leitlinie: ob die Speise dem Gedeihen, Wachstum, der Gesundheit zu dienen vermag. Der Mensch selbst setzte dieses Gebot schon in alter Zeit zumindest teilweise außer Kraft. Und dies zum Teil mit gutem Grund, da gutes Essen ein wertvoller Teil unserer Lebenskultur geworden ist.

Umso mehr benötigen wir jedoch – zumal in einer landwirtschaftlichen »Kunst-Welt« hochgezüchteter aber wirkstoffmäßig verarmter »Treibhaus-Gewächse« – des vitalen Ausgleichs durch jene lebenserhaltende Werte, die uns in besonderer Weise die Mikroorganismen, allesamt chemische Labors und Sammelstellen für Gesundheits-Bausteine, bieten können.

Vital durch Wirkstoffe – Das moderne Modell der Gesundheit

Wuchsstoffe – dieser Begriff gehört zu den Zauberworten der medizinischen Ernährungsforschung in den vergangenen 100 Jahren.

Wenn man so will, ging es dabei um eines der fesselndsten Wissensgebiete überhaupt; denn im Visier war eine alte Menschheitssehnsucht: die zu allen Zeiten so wahrgenommene eigentümliche Verletzlichkeit und Schwäche der »Krone der Schöpfung« und Abhilfen gegen die vielbeklagte Hinfälligkeit. »Siech von Geburt«, so empfand man sich im Mittelalter.

Wehrlosigkeit gegen Seuchen, hohe Kindersterblichkeit, vorzeitiges Altern, Kräfteverschleiß, geringe Lebenserwartung – dies schien einer gottgewollten Ordnung zu entspringen, und zusammen mit dem harten Existenzkampf entstand so das Bild vom »Jammertal«, vom Leben als Prüfung und »kläglich Los«.

Aus solchen mittelalterlichen Wahngebilden wurde der Mensch durch die Aufklärung entlassen.

Sie entwickelte eine neue Vision vom neuen Menschen: frei von den Fesseln zu werden, die Krankheit und Unterdrückung ihm auferlegen, sich unbehindert nach den ihm innewohnenden Möglichkeiten zu entfalten.

Dieses enthusiastische Versprechen wurde auch – zumindest teilweise – Schritt für Schritt eingelöst.

■ Die Infektionskrankheiten verloren durch die mikrobiologischen Forschungen Pasteurs und Robert Kochs ihren Schrecken – und von solchen ständigen Bedrohungen entlastet, konnte der Mensch erst richtig darangehen, zu ergründen, was dies heißt: vollkommenes körperlich-seelisches Wohlbefinden, ungeschmälerte, vitale Selbstentfaltung.

Als springender Punkt erwies sich dabei immer mehr die Ernährung. An ihr hing nicht weniger als das Schicksal ganzer Völker, und zutage kam diese Einsicht im »vollen Menschenleben« genauso wie im Labor.

■ Als vor 500 Jahren das Zeitalter der Entdeckungen begann, wurde dafür jahrhundertelang ein hoher Preis gezahlt. Auf den ausgedehnten Entdeckungsfahrten kam es zu vielen Todesfällen und zahlreichen ernsthaften Erkrankungen. Verursacht wurden sie durch den Mangel an Frischkost und darin enthaltene Wirkstoffe wie das Vitamin C (Skorbut) und Vitamin B. Der portugiesische Kapitän und Entdeckungsreisende *Vasco da Gama* (um 1468-1524) beispielsweise verlor 1498 bei seiner Fahrt um Afrika auf dem Seeweg nach Indien 100 Besatzungsmitglieder von insgesamt 160.

Und seinen Landsmann *Fernao de Magalhaes* (um 1480-1521) traf es wenig später noch schlimmer. Im Verlaufe der von ihm geleiteten ersten Weltumsegelung fanden nicht weniger als 90 Prozent seiner Leute den Tod. Ein großer Teil davon wurde Opfer des Skorbuts.

Die ausgedehnten Seereisen der Weltumsegler brachten es an den Tag: und zwar, in welch geradezu unerbittlicher Weise der Mensch abhängig ist von der ständigen Zufuhr vielfältiger lebenserhaltender Wirkstoffe. Unter großen Opfern sammelte man hier schon früh Erfahrungen, und als Geheimtip erwies sich dabei beispielsweise hefereiches Bier (z.T. an Bord gebraut). Die Pilgerväter sollen übrigens ihre Fahrt nach Amerika früher als 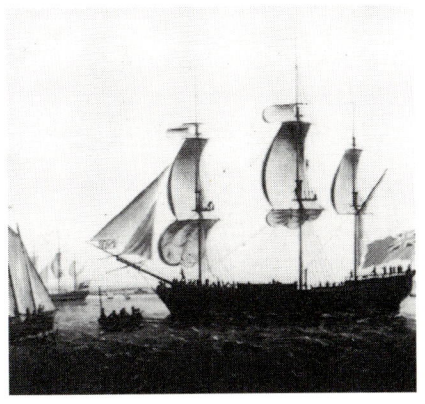 *vorgesehen abgebrochen haben, »weil ihnen an Bord der Mayflower das Bier ausgegangen war«; und schon früher führte der Holländer William Barents stets »Gerstensaft« als »heilsame Verpflegung« bei seinen weltumspannenden Handelsfahren mit sich. Persönlichkeiten wie der englische Kapitän James Cook nahmen sich solche Erfahrungen zu Herzen und bereiteten so den Boden für die Fortschritte der Ernährungsmedizin in unserem Jahrhundert. Cook verlor auf seinen Reisen keinen Mann durch Mangelkrankheiten, nur durch Unfälle.*

Warum dies so war, wußte man lange Zeit nicht. Denn die Seeleute hatten in der Regel reichlich zu essen.

Erst nach und nach wuchs die Erkenntnis, daß es nicht ausreichte, sich »satt« zu essen, sondern daß es ganz entscheidend auf die »innere« Qualität der Nahrung ankam, sollte Leben und Arbeitskraft erhalten werden. Getrocknetes Fleisch und mehrfach gebackener Schiffszwieback reichen hierfür offensichtlich nicht aus. Schon lange bevor man jenen Spuren von Stoffen, die über unser Schicksal entscheiden (Prof. Abderhalden) auf den Grund gehen konnte, reformierten deshalb erfahrene und aufmerksame Seefahrer – am bekanntesten darunter wohl der Weltumsegler *Captain James Cook* (1728-1779) – die Ernährung an Bord bei längeren Schiffsreisen und nahmen frisches Gemüse, Bier, Sauerkraut und Südfrüchte mit auf die Reise.

■ Diese Erkenntnis leitete dann um die Wende zum 20. Jahrhundert einen Prozeß ein, der bis heute noch nicht abgeschlossen ist. Dabei wurden viele verbreitete Leiden als *Vitamin-Mangelkrankheiten* entlarvt, z.B. die Beriberi-Krankheit (Vitamin B_1), Skorbut (Vitamin C) oder die Pellagra (Niacin).

Eine Sternstunde der Ernährungsmedizin:

Bierhefe triumphiert über die »Pest der Südstaaten«

Es ereignete sich vor etwa 60 Jahren. In vielen Teilen der Vereinigten Staaten wütete die Pellagra, volkstümlich auch der »Rote Tod« genannt, weil sonnenbrandähnliche Verfärbungen der Haut zu einem der deutlichsten Symptome dieser Erkrankung zählten. Doch für die Betroffenen blieb es nicht bei solchen äußeren Hautveränderungen. Sie bekamen Magen- und Darmstörungen, Lähmungen und starben zu Tausenden an diesem gefürchteten Leiden.

Opfer waren fast ausnahmslos die Armen. Als »Brutstätten« erwiesen sich Slums und ländliche Elendsgebiete, vor allem da, wo intensiv Baumwolle angebaut wurde. Waren die Ärzte in diesen Landstrichen unterwegs, so kamen sie mitunter durch regelrechte »Geisterdörfer«, in deren Hütten die Pellagra-Kranken apathisch oder geistig verwirrt dahinvegetierten.

Eine ganze Generation von Forschern fahndete nach dem »Erreger« dieser Geißel der Armen und Schwachen.

Man vermutete, daß es sich um ein Infektionsleiden handelte, um einen Krankheitserreger also, der in solchem hygienisch unzulänglichem Milieu gedeihen konnte, nur dort seine Opfer fand und von der Sandfliege oder anderen Insekten übertragen wurde. Jedoch: Der fieberhaft gesuchte Erreger blieb hartnäckig verborgen und entzog sich dem »Superauge« des Mikroskops.

Dennoch ist die Krankheit heute besiegt, »mit Stumpf und Stiel« ausgerottet. Wie kam dies zustande? Wurde der geheimnisvolle Erreger also doch entlarvt, bekämpft und vernichtet?

Die Antwort auf das Pellagra-Problem kam nicht aus den Labors und wurde nicht unter dem Mikroskop gefunden. Sie war ein Produkt guter Beobachtungsgabe.

Warum, so fragten sich einige Forscher, betraf das Leiden zwar die armseligen Patienten von Krankenhäusern in den Elendsgebieten, nicht jedoch Ärzte und Pflegekräfte derselben Anstalten? Warum verbreitete es sich seuchenartig vor allem in Gegenden, in denen die Menschen hauptsächlich vom Maisanbau lebten?

Bei einigen dieser nachdenklichen Wissenschaftlern – allen voran der Amerikaner *Joseph Goldberger* – kristallisierte sich bereits vor 1920 die Überzeugung heraus, daß die Pellagra mit der Ernährungsweise der betroffenen Bevölkerung zusammenhängen mußte.

Trotzdem: Gleichzeitig kamen Regierungskommissionen unter der Leitung hochangesehener Experten zu dem gewissermaßen »amtlichen« Ergebnis, daß Ernährungsfaktoren beim »Roten Tod« keine, aber auch gar keine Rolle spielen. Was also tun?

Goldberger entschloß sich angesichts dieses Dilemmas zu einem Mittel, das in der Geschichte der Medizin eine lange Tradition hat und oft genug auch in einer Tragödie endete: zum Selbstversuch. Er injizierte sich Blut und Absonderungen der Leidenden – ohne an Pellagra zu erkranken. Viele seiner Mitarbeiter folgen seinem Beispiel mit demselben Ergebnis.

Treffender konnte man die Auffassung von der »Infektionskrankheit Pellagra« nun wirklich nicht widerlegen, und doch blieb vorläufig alles beim alten: Die »Sandfliegen-Theorie« repräsentierte weiterhin das offizielle Lehrbuchwissen; Goldbergers Thesen wurden nur mit gelehrtem Kopfschütteln bedacht.

Der Durchbruch kam erst einige Jahre später. Und er war verbunden mit einer beispielhaften und abenteuerlichen Hilfsaktion des amerikanischen Roten Kreuzes, einem Unternehmen, das zu einem der größten und spektakulärsten Triumphe in der Geschichte der Ernährungsmedizin wurde.

»Geben Sie Hefe, vitaminreiche Bierhefe!«

Die Hilfsgüter, mit denen man in Gegenden eintraf, wo die Pellagra grassierte, entstammten nicht den Apotheken – ja sie kamen nicht einmal aus dem engeren Bereich des Arzneimittelwesens. So paradox es klingen mag: das Rote Kreuz fuhr einzig und allein ausgerüstet mit viel Enthusiasmus und einem zu Unrecht bis dahin wenig beachteten Nebenprodukt der Biererzeugung durchs Land, nämlich beladen mit wirkstoffreicher Bierhefe. Diese hopfen-bittere Medizin wurde jedoch zu dem Zaubermittel dieser Jahre. Es ließ bereits Totgesagte wieder vom Krankenlager aufstehen und bewahrte unzählige Menschen davor, für ihr ganzes Leben von der »Krankheit der Armen« gezeichnet zu werden.

Der Erfolg war überwältigend und wischte alle Bedenken vom Tisch. Denn Zweifel waren vor Beginn der Aktion allenthalben laut geworden. Als die Verantwortlichen des Roten Kreuzes beim Pellagra-Spezialisten Goldberger anfragten, was denn überhaupt gegen die schlimme Seuche unternommen werden könnte, hatten sie den Rat erhalten: »Geben Sie Hefe, vitaminreiche Bierhefe!« Dies schien denn doch allzu einfach. Andererseits war Goldberger immerhin zu seiner Zeit weltweit einer der kompetentesten Kenner des »Roten Todes« überhaupt und stand zudem als Vertreter des öffentlichen Gesundheitswesens nicht im Verdacht, übereilte und undurchdachte Empfehlungen auszusprechen.

Eine Kur gigantischen Ausmaßes

So folgte man also schließlich dem eigenartigen Rat, und bald rollten die Lastwagen mit ihrer bitter-hoffnungsvollen Fracht durch die kargen Weiten der ländlichen Elendsgebiete.

Der Speisezettel der Ärmsten des Landes enthielt nun – neben den altbekannten Maisgerichten sowie Melasse und etwas Fleisch – plötzlich einen bislang unbekannten Bestandteil: eine regelmäßige Zulage von Bierhefe. Über ganze Landstriche hinweg wurde dieses Experiment praktiziert. Es wurde zu einer einzigartigen »Hefe-Kur« gigantischen Ausmaßes – zeitweise wurden etwa zwei Millionen Menschen auf diese Weise mit Bierhefe versorgt...

Natürlich – das war die zweite Hürde für das Experiment – schüttelten viele behandelnde Ärzte darüber anfangs den Kopf. Zwar hatte die »Schulweisheit« ihren Kranken nicht viel Trost zu bieten vermocht. Hefe jedoch galt als »Abfallprodukt«, verwendbar vielleicht zur Viehfütterung – nicht jedoch als Medizin für den Menschen. Hefe sollte der ärztlichen Kunstfertigkeit überlegen sein? Undenkbar! Dies schien denn doch allzu laienhaft. In diesem Falle erwies es sich allerdings am Ende tatsächlich, daß alles wirklich Große einfach ist. Denn mit den widerstrebend gemachten praktischen Erfahrungen »vor Ort« verflogen auch bei den ärztlichen Skeptikern die anfänglichen Bedenken.

Am leichtesten und in kürzester Zeit waren dagegen die Patienten für die Bierhefe gewonnen, da sie die positiven Auswirkungen der »Kur« sehr schnell am eigenen Leib spüren konnten. Es spielten sich in jener Zeit geradezu erschütternde Szenen ab, wenn der »Bierhefe-Strom« – ob nun aus Mangel an Rohstoff oder finanziellen Gründen – ins Stocken geriet. Dies geht aus Berichten des Roten Kreuzes hervor, in denen es beispielsweise heißt: »Es ist wahrhaftig eine Tragödie für diese Leute. Wenn wir ihnen sagen müssen, daß wir ihnen keine Hefe geben können, dann sind sie so verzweifelt, daß einem beinahe das Herz bricht. Manche weinen wie die kleinen Kinder«.

So war diese ganze Aktion nicht nur eine »positive Erfahrung«. Die Erfolge waren vielmehr so durchschlagend und dramatisch, daß es nach Ansicht von Fachleuten keinen vergleichbaren Fall in der gesamten Geschichte der Krankheitsbekämpfung gibt, »in dem auf die Entdeckung der richtigen Heilmethode so rasch ein Rückgang der Sterblichkeit erfolgt wäre«.

Was der Pellagra zugrundelag, weiß man heute sehr genau. Sie hatte viel mit dem Mais zu tun, dem Hauptnahrungsmittel der ärmeren Bevölkerungsschichten. Dem »Inka-Korn« jedoch fehlen einige wichtige Wirkstoffkomponenten des Vitamin-B-Komplexes (vor allem Niacin). Deshalb bedarf es der Ergänzung, einer Vervollständigung, damit es im Organismus nicht zu Defiziten kommt. Für einen solchen Zweck ist die Bierhefe in der Tat eines der denkbar besten Mittel, und dies sowohl als vollwertigster B-Vitamin-Spender überhaupt, wie auch als hochrangige Eiweiß- und Mineralstoffquelle.

In Fachkreisen schlug Goldbergers Feldzug gegen die »Pest der Südstaaten« seinerzeit hohe Wellen.

Nicht weniger spektakulär war es, was sich in den Laboratorien zutrug. Mosaikartig wurden die einzelnen Steine zusammengetragen, die zusammen unsere Gesundheit, Vitalität und Widerstandskraft ausmachen.

Und oft war die (Bier-) Hefe dabei der Geburtshelfer zu den neuen Erkenntnissen.

Vieles von dem, was man seinerzeit in der Hoch-Zeit intensivster Forschung noch nicht richtig einordnen konnte, faßte man unter dem Begriff der »Wuchsstoffe« zusammen.

Heute hat man zu differenzieren gelernt.

Und doch ist dabei auch ein gewisser Verständniszusammenhang verlorengegangen. Man spricht von Vitaminen, Mineralstoffen, Spurenelementen oder Enzymen – und vergißt über der Einzelbehandlung dieser immer breiter ausgefächerten Themengebiete leicht, daß alle diese Nahrungsfaktoren eine Art Team bilden, und das allein dieses, also die Gesamtheit aller Faktoren unsere Gesundheit zu tragen und aufrechtzuerhalten in der Lage ist.

Der Begriff »Wuchsstoffe« dagegen vermittelt noch den ursprünglichen Zusammenhang all dieser unverzichtbaren Lebensmittelbestandteile, und daß in diesem Zusammenhang die Bierhefe an erster Stelle genannt wurde, wirft ein erhellendes Schlaglicht auf die Möglichkeiten und die Bedeutung dieses pflanzlichen Einzellers für die menschliche Gesunderhaltung.

Dies sollten wir im Auge behalten, wenn wir nun auf einige Komponenten des »Wuchsstoff-Multis« Bierhefe eingehen. Entscheidend ist ihr gleichgerichtetes Zusammenwirken, das die Vorgänge im menschlichen Organismus optimiert sowie das Vermögen der Hefe, Schwachstellen bei der Versorgung in diesem Sinne auszugleichen.

Wachsen und Gedeihen sind für jeden Organismus in jeder Lebensphase Schlüsselbegriffe, und sie meinen jenen idealen Zustand, bei dem die Stoffwechselvorgänge präzise wie ein fein aufeinander abgestimmtes Räderwerk ineinandergreifen, keine Reibungsverluste entstehen und sich damit Gesundheit siegreich entfaltet.

Denn heute wissen wir: unser Organismus ist – anders als man im Mittelalter meinte – weit mehr zur Gesundheit erschaffen, wenn wir ihm dies erlauben, als von Geburt an einer schleichenden und allgegenwärtigen »Krankheit zum Tode« anheimgegeben.

Hefe – eine mikrobielle Schatzkammer

Welche Nahrung braucht der Mensch nun also ganz konkret, um seine körperlich-geistigen Anlagen voll entfalten zu können? Er benötigt natürlich Kohlenhydrate und Fette als »Brennmaterial« – beides Stoffe, die in der Zivilisationskost reichlich vorkommen. Er benötigt ebenso essentiell das Eiweiß. Auch daran scheint in unserer fleisch- und milchbetonten Kost kaum Mangel zu bestehen. Doch genau hier beginnen schon die Probleme. Es ergibt sich nämlich die paradoxe Situation, daß sowohl die Einschränkung des Eiweißverzehrs als auch das Gegenteil Vorteile verheißt.

Die Einschränkung betrifft den Fall, daß wir – wie heute üblich – gewissermaßen blindlings zu erheblichen Teilen tierisches Eiweiß in Form von Fleisch, das darüber hinaus noch durch Erhitzung »denaturiert« ist, zu uns nehmen. Dies scheint dem Körper alles andere als zuträglich zu sein, wie bereits Prof. *Werner Kollath* in vielen Versuchen während der 30er Jahre zeigte. Vornehme Zurückhaltung erweist sich hier als Gewinn und verschafft beispielsweise Neurodermitis-Kranken oft unmittelbare Erleichterung.

Andererseits ist es vorteilhaft, *vermehrt* hochwertige Eiweißbausteine aus möglichst naturbelassener Pflanzenkost zuzuführen.

Wie eine günstige Wirkung nun genau zustandekommt, ist im einzelnen noch nicht aufgeklärt, die Belege aus der Praxis sprechen jedoch für sich. Auch die Schulmedizin trägt den Gesundheitsvorteilen einer lacto-vegetarischen Ernährung inzwischen Rechnung. Man hat beispielsweise festgestellt, daß »bei Vegetariern das Blut besser fließt« und sie »auffallend selten einen Herzinfarkt oder Schlaganfall erleiden«.

Wo finden sich nun geeignete Quellen für solches stoffwechselverträgliches pflanzliches Eiweiß? Einmal steht dafür natürlich die Rohkost zur Verfügung, wobei die Ausbeute hier in der Regel jedoch mengenmäßig relativ gering ausfällt. Ergiebiger sind da schon das Getreide und Hülsenfrüchte (die in der Regel aber zum Garen lange gekocht werden müssen) sowie gewisse Formen von Keimen und Sprossen (Sojabohne). Ganz konkurrenzlos und unerreicht innerhalb der pflanzlichen Schöpfungen ist jedoch in dieser Hinsicht die Hefe. Bereits 1919 hatte der angesehene Biochemiker *J. Massenheim* mit Erstaunen festgestellt, daß »alle bereits als Eiweiß-Spaltprodukte überhaupt aufgefundenen Aminosäuren in der Hefe nachzuweisen« seien. In mancherlei Zusammenhang werden wir noch auf diese für den pflanzlichen Bereich verblüffende, eigentümliche Qualität zu sprechen kommen, ein Aspekt, der die Phantasie der Forscher so gründlich beflügelte, daß durch diese Begeisterung zwischendurch sogar der Blick auf die vielfältigen eigentlichen Reichtümer des Einzellers verstellt wurde.

Als man die Bierhefe chemischen Analysen unterzog, sie gewissermaßen auseinandernahm, offenbarte sich ein wahres Weltreich an Inhaltsstoffen – allesamt für unsere Gesunderhaltung von zentraler Bedeutung.

Einen kleinen Einblick in diese mikrobielle Schatzkammer der einzelligen Hüter lebensspendender Werte gibt die nachfolgende Aufstellung sowie unsere tabellarische Übersicht.

Tabelle 5: **Inhaltsstoffe der Bierhefe**

Wirkstoffe	In Bierhefe enthalten	Wirkstoffe	In Bierhefe enthalten
Aminosäuren		**Mineralstoffe**	
Leucin	++	Kalium	++
Lysin	++	Calcium	+
Isoleucin	++	Phosphor	+
Valin	++	Magnesium	+
Threonin	++	Eisen	+
Phenylalanin	+	Kupfer	+
Methionin	+	Zink	++
Vitamine		Schwefel	+
Vitamin B_1	++	Mangan	+
Vitamin B_2	++	**Spurenelemente**	
Vitamin B_6	++	Fluor	–
Vitamin B_{12}	+	Molybdän	+
Folsäure	++	Jod	+
Biotin	++	Nickel	–
Niacin	++	Chrom	++
Pantothensäure	++	Selen	++
Vitamin A	–	Silicium	
Vitamin D		Zinn	–
(als Provitamin D)	++	Vanadium	
Vitamin E	–	Ballaststoffe	–
Vitamin K	–	**weitere Wirkstoffe**	
Vitamin C	–	Glutathion	++
+ kommt in Bierhefe vor		Inosit	++
++ reiche Quelle		Cholin	++

Der Mensch braucht nach heutigem Wissensstand ca. 50 Nähr- und Wirkstoffe. Von wenigen Ausnahmen abgesehen, enthält die Bierhefe von allen nennenswerte Mengen.

Über die Wirkstoffe der Bierhefe

Bierhefe vermittelt dem Stoffwechsel des Menschen also in reichem Maße lebensspendende Werte, und dies oft als eine der besten natürlichen Quellen überhaupt. Aus dieser umfangreichen Liste möchten wir die Aufmerksamkeit des Lesers im folgenden auf spezielle, besonders aktuelle Wirkstoffe lenken.

»Zündkerzen des Stoffwechsels«

Nerven und Gehirn, unsere Muskeln, das ganze Zusammenspiel, das unsere Selbstbehauptung gewährleistet, könnten nicht funktionieren, fehlten etwa die

■ **B-Vitamine.**

Sie nehmen im Organismus eine besondere Stellung ein und bilden ein vielköpfiges »Team«, bestehend aus 8 verschiedenen Vitaminen sowie aus einer Reihe weiterer vitaminähnlicher Stoffe. Fehlt auch nur eines der Glieder dieser Kette, so kommt »Sand ins Getriebe« des Stoffwechsels.

Nun ist zwar Getreide (das volle Korn) beispielsweise ein guter Vitamin-B_1-Spender. Trotzdem erweist es sich als nicht ganz einfach, den Bedarf an dieser so komplexen Gruppe von Vitaminen umfassend abzudecken. Denn selbst »gesunde« Nahrungsmittel wie Obst und Gemüse enthalten meist nur recht bescheidene Mengen. Hier tut sich in der modernen Ernährung – auch bei »bewußter« Nahrungsauswahl – eine mögliche Versorgungslücke auf, zumal der Verzehr an vollwertigen Getreideprodukten vielfach zu gering ist. Wir essen heute weniger Brot als früher. Gerade in diesem Punkt kann jedoch die Bierhefe hochwirksam Abhilfe schaffen. Denn es kommt uns dabei folgender Umstand zugute: das fast verwandtschaftlich-nahestehende Verhältnis zwischen »Mensch und Hefe«. Beide sind in ihrem Stoffwechsel ähnlich und benötigen beispielsweise Zucker (Kohlenhydrate) als Nährstoff und Energiequelle. Die Hefezelle selbst stellt geradezu ein Hochleistungslabor zur Verwertung und Umsetzung dieses Nährstoffes dar – und als solches enthält sie naturgemäß alle hierfür nötigen Spezialwerkzeuge des Stoffwechsels (also vorwiegend die B-Vitamine, insbesondere B_1). Kein anderes Naturprodukt gibt es, das in dieser Hinsicht an die Bierhefe heranreicht, sowohl was die Vollständigkeit als auch die Menge und die Ausgewogenheit angeht.

Proteine - Elixiere des Lebens

Eiweiß ist ganz zweifellos das eigentliche Elixier des Lebens – »Coffein des Alters« hat man es einmal auch genannt –, und um uns gesund zu erhalten, müssen die Zellen laufend verschiedene solcher Eiweiß-Komplexe produzieren. Eine ganz besondere Schlüsselrolle spielen dabei

■ **Enzyme,**

die zu wenig beachteten »Hochleistungs-Wirkstoffe« der Zellen.
Will man ihre Bedeutung angemessen würdigen, so bietet sich vielleicht am besten ein Vergleich mit dem Nervensystem an.
Körperüberspannend registriert dieses in jedem Moment unseres Daseins unzählige Reize und findet darauf in der Regel die »richtigen« Antworten (etwa willkürliche oder unwillkürliche Bewegungen). Den Enzymen kommen im Zusammenhang mit den biochemischen Umsetzungen im Körper (auch hier »von Kopf bis Fuß«) ähnliche, nicht weniger lebenswichtige Funktionen zu. Als Katalysatoren unterhalten und beschleunigen sie alle Stoffwechselprozesse, insbesondere was die Verwertung der Nährstoffe angeht.
Bedeutsam in unserem Zusammenhang ist, daß es sich beim Hefe-Eiweiß zum überwiegenden Teil um *Enzym*-Eiweiß handelt. Weshalb man den Einzeller einmal als »Sack voll Enzyme« bezeichnet hat. Man kann sagen: je mehr Enzyme ein Nahrungseiweiß enthält, umso wertvoller ist es. Auch durch diese besondere Eigenschaft erweist sich die Bierhefe als kaum zu übertreffender Vermittler stoffwechsel-aktivierender Nahrungsfaktoren.
Darüber hinaus zeichnet sie sich dadurch aus, daß sie zahlreiche passende *Eiweißbausteine* zur permanenten Substanzerneuerung im Organismus bereitstellt, und dies in pflanzlicher Form. Auch hier kommt ihr wertvoller Ergänzungscharakter voll zum tragen, was sich am Beispiel der essentiellen Aminosäure

■ **Lysin**

verdeutlichen läßt. Denn diese Aminosäure stellt innerhalb der pflanzlichen Kost eine Schwachstelle dar. Im Weizen, einem unserer wichtigsten Grundnahrungsmittel, ist sie nur in unzureichendem Maße enthalten (ähnliches gilt für die anderen Getreide und fast alle Nahrungspflanzen). Zudem hat man festgestellt, daß die Aminosäure bei längeren Erhitzen teilweise zerstört wird. Wer sich rein vegetarisch ernährt (»Veganer«), muß sich deshalb bewußt um einen Ausgleich beim Lysin kümmern. Zu diesem Zweck eignet sich die Bierhefe ganz vorzüglich, wie Tabelle 5 anschaulich zu entnehmen ist. An diesem Punkt erkennen wir, was es konkret mit dem »rettenden Prinzip Ergänzung« auf sich hat: denn schon das Fehlen eines essentiellen Eiweißbausteins reduziert den Wert der gesamten aufgenommenen Eiweißnahrung, seien die anderen Aminosäuren auch in Überfülle verfügbar (»limitierende Aminosäuren«).

Neben solchen universell wirkenden Bestandteilen enthält Bierhefe beispielsweise Komponenten, die als »leberfreundlich« bekannt sind wie etwa Methionin, Orotsäure und Cholin. Sie schützen und stärken das lebenswichtige Entgiftungsorgan bei seinen vielfältigen Aufgaben.
Andere Substanzen entfalten ihre Wirksamkeit bis in die entlegendsten Areale des Geistes, wie z.B. das Lecithin und sein Bestandteil Cholin. Letzteres bildet die Vorstufe für den Gehirn-Botenstoff Acetylcholin, der für den Erhalt unserer intellektuellen Leistungsfähigkeit von Bedeutung ist.

Spurenelemente –
Präzisions-Werkzeuge für eine widerstandsfähige Gesundheit

Bei der Bewertung der Rolle, welche die Spurenelemente in unserem Organismus spielen, hat sich in den vergangenen Jahrzehnten eine grundlegende Wandlung vollzogen: aus Statisten wurden absolute »Stars«.
Konstatierte man anfangs nur eben ihre Anwesenheit in Geweben, Zellen oder Enzymen, so gilt heute (mit den Worten des angesehenen schweizerischen Ernährungswissenschaftlers Dr. *Felix Kieffer*): »Spurenelemente steuern unsere Gesundheit«!
Drei dieser Hauptdarsteller im Stoffwechselgeschehen, gleichzeitig typische Hefe-Inhaltsstoffe, deren Ansehen gegenwärtig besonders sprunghaft steigt, wollen wir im folgenden vorstellen.

Selen
Das Selen umgibt inzwischen bereits ein eigener Nimbus: Es gilt als »Wun-

derwaffe« der Ernährungsmedizin und als typischer Vertreter der »Schutzfaktoren« (im Gegensatz zu den »Risikofaktoren«) – also jener Stoffe, die
uns eine aktive Vorbeugung gegen das Auftreten chronischer Zivilisationsleiden ermöglichen.

Selen selbst ist ein relativ seltenes Element und wurde 1817 vom schwedi-
schen Chemiker *Berzelius* entdeckt. Lange Zeit schätzte man es nur als industriellen Werkstoff, wobei es sich innerhalb der Produktionsabläufe als
sehr giftig erwies.

Der rettende »Faktor X« in Bierhefe

Die Geburt unseres modernen Bildes vom Element Selen vollzog sich in
mehreren Schritten. Schon 1944 hatte Dr. *Klaus Schwarz* (1914-1978) fol-
genreiche Experimente unternommen, in deren Mittelpunkt sog. Lebernekrosen standen, also das Absterben von Funktionszellen der Leber. Ein solcher stets tödlich verlaufender Prozeß ließ sich bei Versuchstieren durch die
Verabreichung einer synthetischen Diät herbeiführen. Schwarz stellte nun
fest, daß sich solche Folgen zuverlässig dadurch abwenden ließ, daß er der
künstlichen Nahrung drei Komponenten hinzufügte: einmal Vitamin E, sowie bestimmte Aminosäuren und schließlich noch einen dritten Faktor, dessen genaue Identität vorerst ein Rätsel blieb. Klar war nur, daß dieser »Faktor X« unabdingbar für eine Ausheilung notwendig war, und daß er aus
Bierhefe und Lebergewebe isoliert werden konnte.

Die nächste Station bildete dann das Jahr 1957. Wieder war es Schwarz (zusammen mit seinem Kollegen *Foltz*), der nachwies, daß es sich bei der bislang unbekannten Substanz um das Selen handelte. Gleichzeitig identifizier-
ten andere Forscher den Selen-Mangel als Auslöser für bestimmte Tier-Er-
krankungen (z.B. »Maulbeer-Herzkrankheit« bei Schweinen).

Damit stand fest: dem Selen kommt essentieller Charakter zu und es muß
dem tierischen Organismus permanent in ausreichender Menge zugeführt
werden – eine Einschätzung, die sich nachfolgend in gleicher Weise für den
Menschen bestätigte.

Warum diese ausführliche Darstellung der Entdeckungsgeschichte?

Sie dokumentiert die Sonderstellung des Elements. Jeder Mangel stört die
Stoffwechselabläufe tiefgreifend und führt deshalb, wie wir noch sehen
werden, zu den verschiedenartigsten körperlichen und organischen De-
fekten. Diese können sich akut äußern; oder sie sind Spätfolgen langandau-
ernder geringfügiger Unterversorgung. Fast immer besteht jedoch für den

Betroffenen die Chance, durch rechtzeitigen Ausgleich der Ernährungsmängel die damit in Verbindung stehenden Krankheitserscheinungen positiv zu beeinflussen.

Vielzweckwaffe bei chronischen Leiden

Während der letzten Jahrzehnte hat es sich herausgestellt, daß zwischen Selenmangel und den verbreitetsten chronischen Volkskrankheiten unserer Tage zahlreiche Zusammenhänge bestehen.
Am besten dokumentiert sind die Forschungsschwerpunkte:

■ Krebs-Schutzfaktor Selen.

Zahlreiche Untersuchungen bestätigen eine allgemeine »Hemmung der Karzinogenese«, also der Umwandlung von gesunden Körperzellen in Krebszellen (*K. Schmidt, W. Bayer*). Diese Befunde werden dadurch gestützt, daß die Krebshäufigkeit in verschiedenen Bevölkerungen umso mehr wächst, je schlechter es um die Selen-Versorgung bestellt ist.

■ Herz- und Gefäß-Schutzfaktor Selen.

In Selen-Mangelgebieten treten vermehrt schwere Herzschädigungen (Muskelnekrosen) auf, die durch Ergänzung mit Selen vermieden werden können (»Keshan-Krankheit«). Eine in Finnland durchgeführte Großstudie ergab, daß das Herzinfakt-Risiko bei steigendem Blut-Selenspiegel abnimmt (*J.T. Salonen*).

Immer größere Aufmerksamkeit findet schließlich gegenwärtig der

■ Rheuma-Schutzfaktor Selen.

Erste Hinweise ergaben hier ebenfalls Beobachtungen in den Regionen mit niedrigen Selen-Bodengehalten, wo Gelenkerkrankungen überdurchschnittlich häufig vorkommen. Durch Selengaben gelang es, solche Krankheitserscheinungen teilweise zurückzudrängen. Neuerdings vermehren sich die Hinweise darauf, daß bei Rheuma-Patienten der Selenspiegel des Blutes deutlich erniedrigt ist. Hier eröffnen sich der Therapie möglicherweise neue, dankbare Möglichkeiten einer ursächlichen Heilbehandlung.

Worauf nun beruhen jedoch diese vielfältigen Effekte des Selens?
Ein wesentliches Moment ist hierbei sicherlich, daß dem Selen innerhalb

des Immunsystems große Bedeutung zukommt. Selenmangel stört die zentralen gesunderhaltenden Systeme an wichtigen Schaltstellen, etwa bei der Bildung von Antikörpern oder Lymphozyten.

Viele seiner Wirkungen entfaltet das Selen allerdings nicht direkt, sondern als Bestandteil einer ihrerseits unerhört vielseitigen Substanz: der **Glutathionperoxidase**. Dieses Enzym baut gewissermaßen um wichtige Körperzellen (z.B. Erythrozyten, Thrombozyten) einen Schutzschild auf und bewahrt sie vor Schädigungen durch sog. »Freie Radikale« (siehe weiter unten).

Von großer Aktualität ist ein weiterer Selen-Effekt: Das Spurenelement »entschärft« die immer bedrohlichere Formen annehmende »Umweltzeitbombe Schwermetallbelastung«, indem es giftiges Blei, Cadmium oder Quecksilber in unschädliche Verbindungen überführt.

So notwendig der Spurenstoff auch für unsere Gesunderhaltung sein mag – ungewollt verzichtet so gut wie jeder von uns auf einen Großteil seiner möglichen Dienste.

Denn Getreide als Hauptlieferant des Selens hat heute in der modernen Kost leider einen zu geringen Anteil. Hinzu kommt, daß die deutschen Böden, besonders im Süden, schlecht mit Selen versorgt sind.

Als *den* natürlichen Selen-Spender schlechthin hat die Forschung allerdings die Bierhefe ermittelt, die »beim Gärprozeß das Selen fast restlos in sich aufnimmt« (Dr. F. Kieffer). Wir erinnern uns daran, daß diese Erkenntnis schon den Beobachtungen von Schwarz zugrundelag, und die Ausnahmestellung der Bierhefe für eine vollwertige, risikofreie Versorgung wurde durch die nachfolgenden Untersuchungen weltweit immer wieder aufs neue bestätigt.

Zink

Hat das Selen inzwischen eine gute Presse, so wird bislang um das Zink, ebenfalls ein essentielles Spurenelement, weniger Aufhebens gemacht. Sicherlich gehört die Substanz zu den meistunterschätzten Wirkstoffen, was das Interesse der Medien und damit der Verbraucher angeht. In der Wissenschaft dagegen weiß man die Gesundheits-Qualitäten des Metalles (allerdings auch erst seit etwa 20 Jahren) zu schätzen.

Was fasziniert nun die Forschung an diesem wenig spektakulär anmutenden Element?

Zink hat sich als Bestandteil einer unüberschaubaren Zahl von enzymatischen Prozessen erwiesen, als Teil jenes Systems, das alle tragenden Lebensabläufe steuert. Es beeinflußt auf diese Weise mit geradezu universellem Zugriff das gesamte Körpergeschehen.

Hervorzuheben sind dabei besonders die Einwirkungen auf

■ hormonelle Prozesse, Geschlechtsentwicklung, Fortpflanzung und beispielsweise auch die Tätigkeit der Prostata;

■ den Stoffwechsel, die Kohlenhydrat- und Eiweißverwertung, den Abbau von Fettsäuren oder die Synthese des Insulins;

■ Wachstum und Zellerneuerung sowie

■ immunologische Vorgänge (Krebsabwehr, Infekte).

Doch auch das Zink ist Teil der »Spurenelementkrise« unserer Zeit. Manche Forscher gehen davon aus, daß ein Mangel an dieser Substanz »allgemein« anzutreffen sei. Fest steht, daß wir uns eher an der Untergrenze der wünschenswerten Aufnahme bewegen, und dies gilt in diesem Fall, wie noch gezeigt werden wird, durchaus auch für ansonsten vorbildlich ernährte, gesundheitsbewußte Kreise der Bevölkerung.

Eine solche Unterversorgung ist keine Bagatelle; sie ergreift den Menschen buchstäblich mit »Haut und Haaren« und geht auf »Herz und Nieren«: es kommt zu Hautkrankheiten mit verzögerter Wundheilung, zu Schuppenbildung und einem vorzeitigen Ergrauen der Haare. Typische Begleiterscheinungen des Mangels sind auch Beeinträchtigungen des Geschmackssinns und weiße Flecken auf den Fingernägeln. Das Wachstum ist gestört, ebenso wie die Tätigkeit von Geschlechtsorganen, Nieren und Blase.

Ähnlich wie im Falle des Selens, gehen viele ernste Krankheitsgeschehen – Infekte, Rheumaleiden (z.B. Arthritis) oder Herzinfarkt- mit einem deutlich erniedrigten Zinkspiegel im Blut einher.

Um den sich hier recht drastisch abzeichnenden Risiken zu entgehen, gibt es praktisch nur ein Mittel, und das besteht in der »Wahl von Nahrungsmitteln, die ausreichend Zink enthalten«.

Häufig wird in diesem Zusammenhang auf Fleisch und Meerestiere hingewiesen, vor allem deshalb, weil das Zink in Getreide wegen der enthaltenen Phytinsäure nur schlecht zu verwerten ist – ein Umstand, der besonders für

Vegetarier zum Problem werden kann.

Besser ist es jedoch, auf eine pflanzliche Alternative zurückzugreifen, die solche Nachteile nicht aufweist und leicht resorbierbares Zink in bemerkenswerten Mengen liefert: die Bierhefe, einen »Wirkstoff-Multi der Natur«, dem in seiner Eigenschaft als Enzym-Spezialist die Anreicherung von Spurenelementen Lebenselixier und Notwendigkeit ist.

Chrom

Chrom ist eine der jüngsten Entdeckungen der Ernährungsmedizin. Denn erst seit Ende der 70er Jahre verfügt man über geeignete Möglichkeiten, um das Element in biologischen Proben zuverlässig mengenmäßig zu bestimmen. Daß es sich dabei um einen wichtigen, »zufuhrnotwendigen« Nahrungsbestandteil handelt, erkannte man allerdings bereits 1957. Wieder zeichnete dafür der Arzt *K. Schwarz* verantwortlich. Zusammen mit seinem Kollegen *W. Mertz* beobachtet er bei Ernährungs-Experimenten im Tierversuch das Auftreten von schweren Formen der Glukose-Intoleranz (Diabetes-Symptome). Der vorhandene Blutzucker konnte plötzlich nur mehr schlecht in den Zellen von Organen und Muskeln verwertet werden. Bei den anschließenden Tests zeigte sich – ähnlich wie im Zusammenhang mit den Beobachtungen zu Lebernekrosen –, daß der Nahrungszusatz von Bierhefe oder von Extrakten aus Nieren diese Krankheitsanzeichen wieder beseitigen konnte. Diesmal war es nicht das enthaltene Selen, das diesen Effekt bewirkte, sondern ein anderer typischer Inhaltsstoff der Bierhefe: das Chrom, in schlagkräftiger Verbindung mit weiteren insulinunterstützenden Substanzen.

Chrom entwickelte sich seither zum »Spurenelement des Zuckerkranken«, was vor allem dann gilt, wenn Chrom als Bestandteil auch des sog. »Glukose-Toleranz-Faktor« (GTF) zugeführt wird:

■ Bei Laborversuchen mit diabetischen Mäusen normalisierten sich die Krankheitssymptome *vollständig*, wenn der GTF in Form von Bierhefe gegeben wurde. Bloße Chromanreicherung der Nahrung brachte nur geringfügige Besserungen (*R.J. Doisy* u.a.).

■ Diese Befunde lassen sich auf den Menschen übertragen: Bei Patienten mit milderen Formen der Glukose-Intoleranz (Altersdiabetes) ergaben sich ähnliche Beobachtungen. Auch hier wurde Bierhefe als Träger des GTF genutzt, und es sanken dabei »Nüchternblutzucker-Spiegel, Blutzucker-Spiegel nach Glukose-Belastung (Glukose-Toleranz) und der Insulinbedarf durch eine Zunahme der Insulin-Aktivität« (*U. Tischer*).

Solche erstaunlich deutlich ausgeprägten Wirkungen erklären sich folgendermaßen: Wie man allgemein annimmt, steuert Insulin die Verwertung des Blutzuckers. Dies ist nicht ganz korrekt, denn Insulin hat bei dieser Tätigkeit einen Partner, und zwar den bereits erwähnten »Glukose-Toleranz-Faktor« (GTF). Dieser bewirkt eine »starke Erhöhung der Aufnahme von Glukose durch die Körpergewebe« (so ein Forschungsbericht der *Neuen Zürcher Zeitung*).

Der GTF erhöht also den Wirkungsgrad des Insulins, was jedem Diabetiker mehr (Erwachsenen- und Altersdiabetes) oder weniger (jugendlicher Diabetes) zugutekommt. Denn eben diese Intensivierung der Insulinwirkung ist eine der bedeutsamsten Forderungen, die Stoffwechselexperten gegenwärtig an die herkömmliche Diabetes-Therapie stellen.

Der Glukose-Toleranz-Faktor (GTF): eine hochwirksame »unbekannte Größe«

Fest steht: Chrom ist an der Bildung und am Wirksamwerden dieses Komplexes wesentlich beteiligt, und er setzt sich aus Nikotinsäure und verschiedene Aminosäuren zusammen.

Gewissermaßen »vorgefertigt« findet sich der GTF in bestimmten Lebensmitteln, besonders in Bierhefe. Er kann – möglicherweise – bei Vorhandensein resorbierbaren Chroms im menschlichen Körper selbst gebildet werden.

Wo und wie dies geschieht, ist allerdings noch unbekannt.

Der einzig ganz und gar unumstrittene Punkt ist seine unerhörte Effektivität, seine außer Frage stehende Wirksamkeit – und darauf kommt es schließlich letztlich an.

Der GTF und sein »Aktivator« Chrom werden so zum lebensnotwendigen Nahrungsbestandteil, ohne den der Motor unseres Körpers gewissermaßen ins »Stottern« gerät und die Verwertung und Verteilung der Energie mißlingt – ähnlich wie wenn im Stromnetz die Spannung zusammenbräche.

Chromreiche Nahrung gehört somit zu den wirksamsten Schutzmaßnahmen, die wir für unseren Energieaustausch treffen können, wobei es ratsam ist, den GTF als Ganzes aufzunehmen. Dadurch läßt sich die Bilanz noch um ein Vielfaches gegenüber den sog. »einfachen Chromkomponenten« (W.

Mertz) verbessern. Und man sollte bei all dem nicht vergessen: eine vermin-
derte Glukose-Toleranz geht nicht nur Diabetiker an. Untersuchungen aus
den USA zeigen, daß ca. 75% der älteren Menschen in den Wohlstandslän-
dern unter einer Schwäche in diesem Bereich leiden, mit der Folge sich aus-
bildender Zuckerkrankheit und vorzeitiger Alterserscheinungen.

Beachtenswert ist schließlich noch, daß sich Zusammenhänge zwischen
Chrommangel und Fettstoffwechselstörungen (Cholesterin) sowie Gefäßlei-
den (Arteriosklerose) andeuten. Patienten mit niedrigem Blut-Chromspiegel
tragen ein erhöhtes Herzinfarktrisiko.

Wie bereits zum Ausdruck kam, ist die *Bierhefe* am vorzüglichsten dazu
prädestiniert, unseren Bedarf an diesem Spurenelement zu decken, und es
herrscht in der Forschung Einigkeit darüber, daß das Element hier »in einer
Form vorliegt, in der es weit wirksamer ist als Chromverbindungen der meisten anderen Lebensmittel« (Prof. *E. Großmann*).

In gewisser Wechselbeziehung mit dem bereits behandelten Selen stehen
weitere unerhört wichtiger und effizienter Hefe-Inhaltsstoffe, auf die wir im
folgenden noch eingehen möchten.

Glutathion und Schwefel – Entgiftungsfaktoren ersten Ranges

Glutathion steht in gewisser Wechselbeziehung mit dem Spurenelement Selen und ist eine der Schlüsselsubstanzen des körpereigenen Entgiftungssy-
stems. Chemisch gesehen handelt es sich beim Glutathion um eine schwefelhaltige Eiweißverbindung aus drei Aminosäuren, ein sog. Tripeptid.

Glutathion gehört zu den schlagkräftigsten Antioxidantien, deren Aufgabe
und Verdienst es ist, sog. »Freie Radikale« aus dem Verkehr zu ziehen, also
beispielsweise unvollständige Molekülbruchstücke, die durch Strahlung
oder Stoffwechselvorgänge ständig im Körper entstehen und schwere Schäden an Zellen und Erbgut verursachen können. Glutathion beispielsweise ist
nachweislich in der Lage, die zerstörerischen Peroxide, wie sie etwa bei intensiver UV-Bestrahlung entstehen, zu neutralisieren.

Das Glutathion übt sein Wächteramt nicht nur in der Haut aus. Überall im
Körper entstehen ständig »Freie Radikale« und getreu dem Prinzip, daß da
wo Gefahr ist, das Rettende auch wächst (Hölderlin), findet sich die Schutz-
substanz Glutathion ebenfalls in jeder Körperzelle.

Die Fähigkeit des Glutathions, die »körpereigenen Entgiftungs- und Abwehrmechanismen zu stärken« (so die Wissenschaftsautorin *Sibylle Wehner-v. Segesser*) erweist den Stoff als eine der durchschlagendsten »Waffen« des Immunsystems. Glutathion verbessert ganz allgemein unsere Abwehrlage, und zwar gegenüber Infektionserregern gleichermaßen wie gegen Gifte oder Röntgen-Strahlen und deren schädigende Folgen für die Gewebe. Wie das Bad im Wasser des Flusses Styx, das der Sage nach einst Achilles gegen Verwundungen stählte, hilft Glutathion dabei, ein stückweit weniger anfechtbar zu werden gegenüber den Bedrohungen einer nicht immer freundlich gesonnenen Lebensumwelt – und dies besonders, wie man gefunden hat, in Verbindung mit dem Vitamin B-Komplex (*Pfannenstiel* und *Scharlau*). Dies ist einer der Gründe dafür, daß der Bierhefe bereits vor 50 Jahren im Hinblick auf die Entgiftung eine Sonderstellung eingeräumt wurde, wie sie etwa der Biochemiker Schülein in den Worten zusammenfaßte: »Heute bin ich der Überzeugung, daß diese besondere Wirkung der Hefe auf der Kombination Vitamin B plus Glutathion beruht, wodurch der Körper gegen viele Krankheiten immun wird«.

Welche Bedeutung der Bändigung von freien Radikalen zukommt, zeigen schlaglichtartig neue Forschungsansätze. Inzwischen glaubt man nämlich, daß beispielsweise die gefürchtete Alzheimer Krankheit teilweise auf das Wirken von Sauerstoffradikalen zurückzuführen ist. Die molekularen Irrläufer zerstören in diesem Falle die Membranen von Nervenzellen und setzen ganze Areale »außer Betrieb« – ein Grund mehr, sich der natürlichen Schutzmechanismen gegen solche Angriffe mit größerer Aufmerksamkeit als bisher zu versichern.

Bei allen diesen Effekten kommt eine Substanz mit ins Spiel, die heute meist unterschätzt wird: der ***Schwefel***.

Glutathion ist einer der vorzüglichsten Vermittler dieses Elementes, das, wie man seit langem weiß, lebensnotwendig und wachsstumstimulierend ist. Dies gilt vor allem für die Tätigkeit unserer Körperdrüsen (u.a. der Nebennieren); bekannt ist jedoch auch, daß unter allen Muskeln des Körpers das Herz gewiß nicht zufällig die größten Mengen an schwefelhaltigem Glutathion aufweist.

Nicht unterschätzt werden dürfen auch Gehalte wie jene an Schwefel in komplizierten organischen Verbindungen: Es wird wenig darüber gesprochen; aber bestimmte schwefelhaltige Groß-Moleküle sind für unsere Gesunderhaltung unentbehrlich, und es handelt sich dabei um Wirkstoffe, die in der modernen Kost weitgehend fehlen, es sei denn, wir essen jeden Tag reichlich rohen Knoblauch oder viel frische Zwiebeln. Denn ihre Hauptcharakteristika sind Flüchtigkeit und Empfindlichkeit. Bierhefe, und zwar solche in nichtgetrockneter Aufbereitung, gehört zu den ganz wenigen Lebensmitteln, die solche Werte beispielsweise über Glutathion, Methionin, Cystein, Biotin oder Thiamin in wünschenswerten Mengen vermitteln. Wir profitieren davon durch eine verbesserte Entgiftungsleistung und größere Widerstandskraft gegenüber schädlichen Einwirkungen aller Art bis zu ionisierenden Strahlen.

Was auch in unserem Körper vor sich geht, ob in den Zellen, in den Gelenken, Muskeln, Organen, in Körpersäften oder Nerven, ja selbst im so ehern und unerschütterlich scheinenden Knochen – an allen diesen Entscheidungspunkten für das menschliche Wohlergehen spielen die Wirksubstanzen, wie sie sich in besonderer Konzentration im Kleinlebewesen Bierhefe finden, eine Hauptrolle – und diese Gesamtschau ist es, die dieser einzigartigen Hervorbringung der Natur ihre Sonderstellung innerhalb der Ernährung – und dies schon solange man über dieses Gebiet ernsthaft forscht – zuweist.

Die Bierhefe
in Ernährung und Heilkunde
Die Bierhefe erweist sich als ein »Alleskönner«

Die Bierhefe war jedoch nicht allein für theoretische, medizinische Forschungen interessant. In erster Linie sollten ihre herausragenden Wirkstoffgehalte zur Bereicherung der persönlichen »Vollwert«-Ernährungspraxis genutzt werden.

Der praktischen Nutzanwendung standen zunächst allerdings verschiedene Probleme entgegen:

■ Durch ihren hohen Wassergehalt ist die in der Brauerei anfallende Bierhefe dem schnellen Verderb ausgesetzt und praktisch nicht haltbar.

■ Für den menschlichen Genuß erweist sich der Geschmack der Bierhefe als schwierig; vor allen Dingen die Bitterstoffe des Hopfens führen leicht zur Ablehnung.

■ Die rohe, lebende Bierhefezelle aus der Brauerei ist mit Ausnahme von Wiederkäuern praktisch nicht verdaulich.

Zur Haltbarmachung der flüssigen Rohhefe führte *Hayduck* im Jahre 1910 die Walzentrockner ein, mit denen der Wassergehalt der Hefe von 85% auf unter 10% gesenkt wurde. Allerdings arbeiten diese Walzentrockner mit Temperaturen von über 100°C und überschreiten damit die Empfindlichkeitsgrenzen verschiedener Inhaltsstoffe der Bierhefe ganz beträchtlich.

Weiterhin gelang es bereits sehr früh, durch spezielle Reinigungsverfahren Bierhefe von den Bitterstoffen des Hopfens weitgehend zu befreien.

Die Verdaulichkeit der auf diese Weise hergestellten Trockenhefe war gegeben, da durch das Arbeiten mit hohen Temperaturen die einzelnen Hefezellen plasmolysierten und ihren wertvollen Zellinhalt freigaben.

Mit diesen Trockenhefen wurden in der Folgezeit beispielsweise die schon erwähnten Fütterungsversuche von Schülein in München durchgeführt.

Auch bei den umfangreichen Vitaminuntersuchungen an Hefe sowie den verschiedenen Anwendungen im medizinischen Bereich fanden Trockenhefepräparate Verwendung.

Doch werfen wir einen Blick zurück auf die Nutzung der Bierhefe im 19. Jahrhundert:

Das Wunderbrot des Bierbrauers Birkenmeyer

Die Bierbrauer alten Schlages wußten, daß sich ihr Handwerk nicht in der Bereitung des Gerstensaftes erschöpfte. Sie waren vielmehr Hüter wertvoller Rohstoffe: einmal des Wassers, sodann des Malzes und des Hopfens – und schließlich auch ihres wichtigsten Zöglings: der Bierhefe. Alles mußte von vorzüglicher Qualität sein – und so verdroß es die Zunft nicht wenig, daß ein Großteil der entstehenden Nebenprodukte (darunter auch Bierhefe) ungenutzt in die Abwässer geleitet wurde.

Über einen solchen Unsinn machte sich in den Jahren um 1815 der Bierbrauer Birkenmeyer aus Konstanz seine Gedanken.

Besonders in Notzeiten grenzte die Verschwendung an Sünde und Dummheit. Hungersnöte suchten periodisch den Kontinent heim, und noch 30 Jahre später sollte eine solche Katastrophe in Irland mehr als eine halbe Million Todesopfer fordern.

Birkenmeyer verfiel auf einen Gedanken, mit dem er seiner Zeit weit voraus war. Nichts wußte man noch von den besonderen Gehalten des Brauerei-Nebenproduktes Hefe und noch kein Wissenschaftler sprach davon, daß dieser zähflüssige Rückstand die Nahrung aufzuwerten vermochten. Pate stand allein die Erfahrung: hatten doch Generationen aufmerksamer Brauer die Hefe bei bestimmten Gelegenheiten als durchaus genießbares, nahrhaftes und in vielen Fällen auch heilsames Mittel mit geradezu volksmedizinischen Qualitäten kennen- und schätzengelernt.

Birkenmeyer kreierte kurzerhand ein wirkliches Hefebrot, und der Versuch gelang. Sein Rezept: 10 Pfund Hefe, 1 Pfund Sauerteig, 5 Pfund »gewöhnliches Mehl« und eine Handvoll Salz. Ergebnis waren »ungefähr 12 Pfund schmackhaftes und nahrhaftes Brot«.

Der Konstanzer Pionier blieb mit seinen Vorstellungen nicht allein. Später gab es sogar Hefekochbücher (zusammengestellt vom Institut für Gärungsgewerbe in Berlin), nach deren Rezepten Abnehmer von Nährhefe verschiedene im Wirkstoffgehalt verbesserte Nahrungsmittel herstellen konnten. Gut ein Jahrhundert nach Birkenmeyer wurde unter dem Eindruck der Kriegswirtschaft des 1. Weltkrieges seine Idee wieder ausgegraben und z.B. in der Neuen Zürcher Zeitung oder im Berliner Tageblatt ausführlich besprochen. Und nochmals wurde Birkenmeyers Anregung ins Spiel gebracht, als es unter eidgenössischen Ernährungsforschern und Medizinern Jahrzehnte später eine zum Teil hitzige Debatte um die »Einführung eines Volksbrotes für die Schweiz« ging. Im Mittelpunkt stand dabei die Frage, wie der offenkundig gewordenen Vitamin-Verarmung (besonders B-Komplex) der zivilisatorischen Ernährung beizukommen war. V. Stepp, eine Koryphäe der Zunft im deutschsprachigen Raum, urteilte in diesem Zusammenhang:»Der einzig leicht gangbare Weg ist die Beigabe von Bierhefe«. In eine ähnliche Richtung wies parallel dazu die Nutzung als »Hefeextrakt«.

Liebigs Erbe

Nichts Nahrhafteres gab es, wollte man den Fachleuten zu Ende des 19. Jahrhunderts glauben, als den Liebigschen Fleischextrakt.

Kranken wurde er in großen Mengen aufgenötigt, Kinder damit aufgepäppelt, älteren Menschen sollte er mehr Energie verleihen.

Die erste Autorität, die am Sockel dieses inzwischen gestürzten ernährungswissenschaftlichen Denkmals kratzte, war – wieder die Hefe.

Schon früh war es gelungen, aus Bierhefe durch Erhitzen und Auflösung der Zellbestandteile einen Extrakt herzustellen, der sich als nicht weniger wohlschmeckend und appetitanregend herausstellte als die Fleischbrühe.

Das neue Produkt erwies sich sogar als preiswerter als sein Vorbild – und in punkto Gesundheitswerte ließ es die besten Fleischauszüge weit hinter sich. Bereits 1916 wußte man um die Überlegenheit des Hefeextraktes im Hinblick auf Eiweiß und Vitamine (Winkel). Zwar gab es noch »Nachhutgefechte«, und bis in die 40er Jahre behauptete sich ein kleines, versprengtes Häuflein wissenschaftlicher Anhänger der tierischer »Kraftbrühe«. Heute spielt sie nur noch eine kulinarische Rolle, während das Argument der Kräftigung, der aufbauende Effekt ganz zugunsten des Hefeextraktes ausschlug.Auch hier hat die Hefe Ernährungsgeschichte geschrieben. Und dies sogar in einer Form, die nur einen Schatten ihres eigentlichen Vermögens bietet. Denn die Extrakte werden in z.T. komplizierten technischen Verfahren gewonnen, die tief in die Struktur und das Gefüge der Zellen eingreifen, und entsprechende Produkte eignen sich zwar sehr gut für die Verwendung in der Küche, vermitteln jedoch nur einen Bruchteil der ursprünglich im Einzeller angelegten Möglichkeiten.

Entscheidende Fortschritte in der Hefepräparation

In 1934 begann *Heinrich Metz* am Institut für Tierernährung an der Universität Halle/Saale mit weichenstellenden Versuchen zu neuen Formen der Hefeverwertung. Professor Fröhlich, den Leiter des Instituts, interessierte die Hefe vor allem als hochwertige Eiweißquelle für die Tierfütterung. Heinrich Metz ging bei seinen Versuchen von einer richtigen und naheliegenden Fragestellung aus: Warum sollte man die an Wirkstoffen reiche Bierhefe zunächst trocknen und damit wertmindern? War es nicht vernünftiger, die Bierhefe im ursprünglich flüssigen Zustand zu belassen und so einzusetzen?

Bei seinen Versuchen mit Kühen, Schweinen und Hühnern konnte er sehr schnell erstaunliche Unterschiede zwischen Trockenhefe und flüssiger Rohhefe beobachten. Brachte die flüssige Rohhefe bei Kühen wesentlich bessere Milchleistungen, so ergab sich bei Schweinen eine schlechtere Verträglichkeit, die sich bei Ferkeln in Durchfall bemerkbar machte.

Zwei Probleme waren also zu lösen: Einmal die Haltbarmachung der leicht verderblichen Frischhefe in flüssigem Zustand unter Erhalt der ganzen Hefezellen; andererseits mußte die Verdaulichkeit und Verwertbarkeit dieser Hefezellen gewährleistet sein.

Metz war also gezwungen, bei seinen Versuchen völliges Neuland zu beschreiten. Das dabei schließlich entwickelte und später patentierte Herstellungsverfahren erhielt die Bierhefe in flüssiger Form mit ganzen, aber leicht verdaulichen Hefezellen; daher der Begriff der cellulär-flüssigen Bierhefe für diese Art der Hefepräparation.

Wie leistungsstark diese Hefepräparation war, mag die folgende kleine Begebenheit verdeutlichen: Heinrich Metz war mit dem Leiter der Reichsgeflügelzuchtanstalt Cröllwitz (bei Halle), Herrn Oberlandwirtschaftsrat Jäger, befreundet. Eines Tages forderte ihn dieser auf, die hochgepriesene »Metz'sche Hefe« doch einmal bei den Hennen seiner Zuchtanstalt unter Beweis zu stellen. Zwei Herden von weißen Leghornhennen wurden einmal mit und einmal ohne die cellulär-flüssige Bierhefe von Metz gefüttert. Sehr schnell überholte die »Hefe«-Herde die andere in der Legeleistung, und zwar erheblich: während die normal gefütterte Herde es auf etwa 180 Eier pro Henne und Jahr brachte, schafften die »Hefe«-Hennen an die 270 Stück. Der Clou des Ganzen kam jedoch erst noch: Jäger gestand beschämt ein,

Heinrich Metz (1899-1988). Aus einer alten kurhessischen Bauernfamilie stammend, hatte Metz als Erfinder und Neuerer bereits auf sich aufmerksam gemacht (z.B. mit einem patentierten Tiefkultur-Pflug), als er schließlich sein eigentliches Lebensthema fand: das »höchste Gut« des Menschen, seine Gesundheit und alle jene vielfältigen Dienste, welche die Bierhefe dabei zu leisten vermag. Metz vollendete die Bemühungen, die Hefe für Ernährungs- und Behandlungszwecke des Menschen nutzbar zu machen, indem er mit der cellulär-flüssigen Bierhefe eine naturnahe und gleichzeitig voll verwertbare sowie haltbare Aufbereitungsform entwickelte.

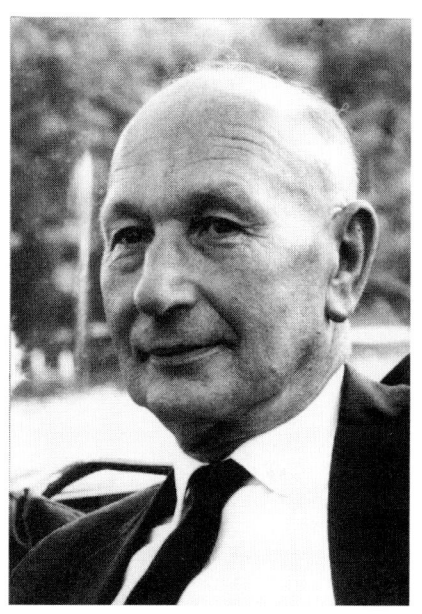

daß er Metz einen freundschaftlichen Streich hätte spielen wollen; die beiden Herden seien nicht gleichwertig gewesen, die »Hefe«-Herde hätte aus leistungsschwächeren Tieren bestanden. Um so erstaunlicher waren die durch die Hefefütterung erzielten Legeleistungen!

1935/36 brachte Professor Fröhlich Heinrich Metz mit Professor *Emil Abderhalden* zusammen. Dieser war im Hinblick auf seine Vitamin- und Eiweißforschungen sowie Untersuchungen mit Hefe bei Diabetikern hochinteressiert an den Entwicklungen von Heinrich Metz.

Dies war der aktuelle Forschungsstand, als Heinrich Metz schließlich die ersten Ergebnisse seiner Entwicklungsarbeiten mit cellulär-flüssiger Bierhefe Geheimrat Prof. Abderhalden übergab, damit dieser seine klinischen Versuche an Diabetikern und Rachitikern durchführen konnte. Sie erstreckten sich über zwei Jahre und zeitigten erstaunliche Ergebnisse. Die Wirkung der Metz'schen Hefepräparation gegenüber der üblichen Trockenhefe war so überzeugend, daß der berühmte Physiologe sagte: »Machen Sie die Hefe nur noch nach diesem Verfahren, erhalten Sie unbedingt die Hefezelle als Ganzes!«

Bierhefe und Diabetes

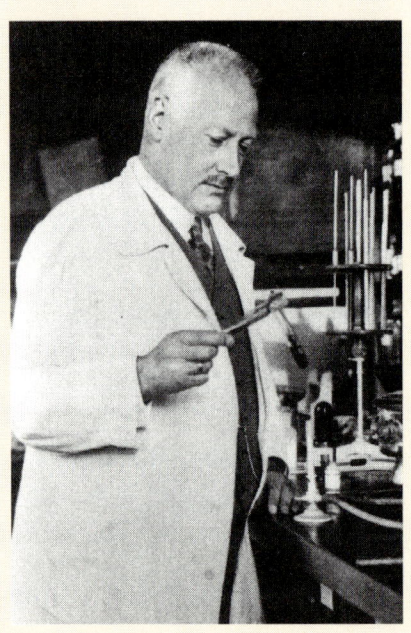

Emil Abderhalden (1877-1950). Fast ein ganzes Forscherleben – 34 Jahre – wirkte und lehrte der berühmte Physiologe an der Universität Halle/Saale. Sein Ruf war jedoch international: Abderhalden galt weltweit als einer der führenden Köpfe seiner Wissenschaft, insbesondere der Vitaminforschung und der Entschlüsselung der Chemie der Eiweißstoffe. Er gab wertvolle, bis heute nachwirkende Forschungsanstöße, und seine Lehrbücher waren in jenen Jahren so etwas wie der »Katechismus« einer ganzen Generation von Biochemikern und Ernährungswissenschaftlern.

Der in der Schweiz geborene Abderhalden war wohl einer der vielseitigsten Wissenschaftler und Mediziner der ersten Hälfte unseres Jahrhunderts. Durch seine Forschungen auf dem Gebiet der Blut-Mineralstoffe, der Verdauungsvorgänge, Vitamine und dem Aufbau der Eiweißkörper wurde Abderhalden zur dominierenden Figur der medizinisch-biochemischen Wissenschaft. Daher auch hatte man ihn auf den damals international wohl angesehensten Lehrstuhl für Physiologie an der Universität Halle/Saale berufen. Seine langjährige Präsidentschaft (1931-1945) der

126

»Leopoldina«, der renommierten Deutschen Akademie der Naturforscher, deren Mitglieder auch so berühmte Männer wie Linné, Humboldt und Goethe gewesen waren, war einer der glänzendsten Abschnitte in der Geschichte dieser weltberühmten Institution.

Was nun Abderhaldens Forschungen angeht, so war ihm die Bierhefe als *die* Vitaminquelle der damaligen Zeit natürlich bereits früh aufgefallen. So berichtete er bereits 1929 über antirachitische Wirkungen der Brauereihefe. 1933 betonte er die Bedeutung der Hefe-B-Vitamine als Rohstoffe für die Hormonbildung der innersekretorischen Drüsen. 1935 sprach er der Hefe, beziehungsweise ihren Wirkstoffen, die Rolle eines »pflanzlichen Insulins« zu.

Um zu verstehen, warum Abderhalden in Verbindung mit seinen Untersuchungen an Diabetikern so großen Anteil an den Versuchen von Metz mit flüssiger Bierhefe nahm, muß man sich einmal kurz vergegenwärtigen, was damals über die Zusammenhänge von Bierhefe und Diabetes bekannt war. Nachdem durch die klinischen Forschungen von *Mehring* und *Minkowsky* die Bauchspeicheldrüse in den Mittelpunkt des Zuckerstoffwechsels gerückt wurde, und die Langerhans'schen Inseln in der Bauchspeicheldrüse als Bildungsort des Hormons Insulin erkannt worden waren, verstärkte sich das Interesse für dieses und andere blutzuckersenkende Substanzen. Solche insulinartig wirkenden Stoffe faßte *Colip* unter der Bezeichnung »Glucokinine« zusammen. Neben Zwiebeln und Bohnenschalen war am bemerkenswertesten der Befund in Hefe – ein Umstand, der die bereits seit Jahrzehnten beobachtete hypoglykämische (blutzuckersenkende) Wirkung der Hefe erklärte.

Während die ersten Forscher wie *Bickel, Nigmann* und *Hoffmann* eine direkte Wirkung der Hefe auf die Blutzuckerverwertung annahmen, vermuteten *Glaser* und *Halpern* dagegen in den Hefezellen einen Aktivator für das Insulin, was sich später dann bewahrheiten sollte. Es war daher nicht verwunderlich, daß *Mansberg* in der »Schweizer Rundschau für Medizin« nach sehr guten Erfahrungen den Zuckerkranken Hefe als ständig zu benützendes Diabetikum empfahl.

Es sei noch erwähnt, daß das von Heinrich Metz entwickelte Verfahren nach dem Kriege Grundlage für eine cellulär-flüssige Bierhefe-Präparation wurde, die heute nach weiteren Verfahrensverbesserungen eine »naturnahe Alternative« für gesundheitsbewußte Verbraucher bietet.

Vom Gestern zum Heute

Warum verweilten wir im vorangegangenen Abschnitt so ausführlich bei Ereignissen, die heute doch schon Geschichte sind und die eine immer schnellebigere Zeit längst hinter sich gelassen hat?

Der Grund liegt darin: es waren »Schlüsseljahre«, und was während dieser Zeit entdeckt worden war, erwies sich als von großer Tragweite und Brisanz für die Zukunft. Manche seinerzeit gewonnene Erkenntnis mußte noch gewissermaßen »embryonal« verharren, es mußten noch viele Jahrzehnte verstreichen, bis die wissenschaftlichen Untersuchungsmethoden sich soweit verfeinert hatten, daß die Beobachtungen zufriedenstellend eingeordnet und bewertet werden konnten.

Bleiben wir bei der Bierhefe und insbesondere bei den Bemühungen, eine naturnahe Präparation herzustellen, welche die Inhaltsstoffe der Hefezelle als Ganzes erhielt.

Nur wenige Jahre ist es nun her, daß sich überraschend zeigte, wie sehr sich dieses Bestreben gelohnt hatte: Wie wir bereits gesehen haben (siehe Seite 93), hat man in der Bierhefe Substanzen aufgespürt, die das Immunsystem stimulieren und damit unsere Abwehrkraft beispielsweise gegen Bakterien stärken. Und dies an ganz zentralem Ort: im Darm, der ersten und bedeutendsten Schwelle bei der Abwehr schädlicher Stoffwechselprodukte oder Keime. Allerdings stammen diese Aktivatoren *aus der Zellwand* der Hefe; sie kommen also nur dann zum tragen, wenn die Bierhefe auch in cellulärer Form vorliegt.

Bleiben wir noch etwas beim körpereigenen Immunsystem. Heute spricht man von einer »Renaissance der Immunologie«, und führende Forscher erhoffen sich von diesem Zweig der Medizin »dramatische Fortschritte im Kampf gegen Krebs, Aids, Multiple Sklerose und Allergien«.

Auch in dieser Hinsicht zeigten sich Ansätze aus den Jahren Prof. Abderhaldens als tragfähig und zukunftsweisend – wenn nicht gar prophetisch – bis in unsere unmittelbare Gegenwart. Denn wichtige Arbeiten des Physiologen waren den Nahrungskomponenten gewidmet, welche die Widerstandskraft

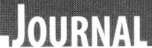

Geheimrezepturen für „ewige Jugend"
Die Basenpulver

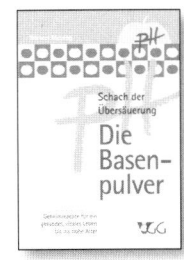

Sie gelten bei Insidern als echte Geheimtipps und „Wundermittel": Spezielle • **Pulver aus basischen Mine-ralstoffen**, die im Körper schädliche Säuren binden. Denn angehäufte Stoffwechsel-Schlacken blockieren nicht nur die Zellversorgung und lassen uns • **vorzeitig altern.** Sie bereiten auch den Boden für Krankheiten aller Art, angefangen bei • **Krebs, Rheuma, Diabetes** bis zu • **Herzinfarkt und Schlaganfall** sowie viel-fältigen • **Unverträglichkeits-Erscheinungen oder Depressionen.** In unserer Neuerscheinung erhalten Sie erstmals eine • **Übersicht zu den momentan verfügbaren „Elixieren für Jugend und Vitalität".** Außerdem können Sie ganz konkret und praktisch • **Rezepte zum Selbermischen** entsprechender Pulver nachlesen. Ausführliche Hinweise zum Säure-Basen-Haushalt und den • **Möglichkeiten der Entsäuerung durch eine geeignete Ernährung** runden den Ratgeber ab.

1. Auflage 2003

64 S., € 7,20 / ISBN 3-927124-41-9

Verschlüsselte Körperbotschaften erkennen
Sinn der Krankheit

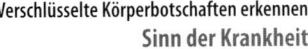

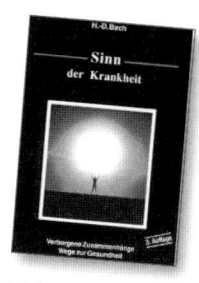

Dem Wissenden, der genau hinzuschauen gelernt hat, offenbaren sich gerade im Falle von körperlichen Leiden unerhört wertvolle • **verborgene Sinn-Zusammenhänge.** Die Entschlüsselung dieser geheimen Botschaften bietet ein vollständiges • **Programm für die Heilung vielfältiger belastender Krankheiten,** egal welcher Art oder Ursache. Der Autor des Ratgebers, ein renommierter Naturheilkundler, weist hier präzise nach, warum bestimmte • **negative Gefühle ein ganz spezielles Organ erkranken lassen.** Er zeigt aber auch auf, welche positiven Empfindungen die Organe wieder gesund machen und ergänzt dies durch ausführliche • **naturmedizinische Behandlungsempfehlungen.**

3. Auflage

232 S., € 15,50 / Standardwerk!

Sich besser fühlen durch Fingerdruck
Japanisches Heilströmen

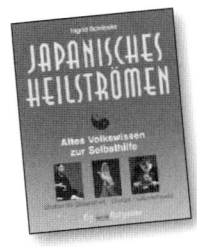

Das • **„Heilströmen"** hat nichts mit Elektrizität aus der Steckdose zu tun. Das Geheimnis dieser uralten fernöstlichen Methode sitzt vielmehr • **in besonderen Energiepunkten** unseres Körpers. Was Sie im Fall einer Befindlichkeitsstörung brauchen – ob nun bei Schmerzen oder Erkältungen – sind nur Ihre eigenen Finger. Schon nach wenigen Tagen Anwendung fühlt man eine deutliche • **Vitalisierung.** Oder man wendet das Heilströmen zur allgemeinen Kräftigung und innerhalb einer • **„energetischen Hausapotheke"** bei allen akuten Problemen an. Ingrid Schlieske, die das Heilströmen seit langem praktiziert, bestätigt: • **„Ich fühle mich heute mit meinen 60 Jahren doppelt so gut wie vor 20 Jahren!"**

gebunden, 217 Seiten

€ 22,50 / viele farbige Abb.

ABC der Aromen und Heil-Essenzen
Im Garten der Düfte

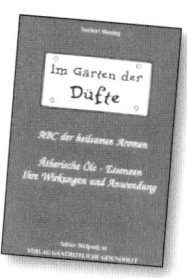

In diesem übersichtlichen Werk erfahren Sie alles über die Möglichkeiten • **heilsam-balsamischer Duftöle** für alle Lebenslagen, für kranke und gesunde Tage, Körper und Seele.
Aus dem Inhalt: Was sind „ätherische Öle" oder „Essenzen"? Hauptwirkungsweise der Duftöle, Duftöle in der Anwendung (Inhalation, Massage, Einnahme, Duftlampe), • **Therapie mit Aromen,** großes • **Lexikon der Duftöle** (von Anis bis Zypresse).

80 S., € 7,70 / ISBN 3-927124-20-6

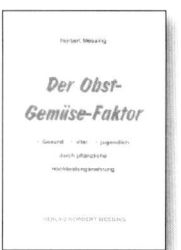

3. Auflage
32 S., € 4,35 / ISBN 3-927124-24-9

Motto fürs neue Jahrtausend: „Fit mit Früchten!"
Der Obst-Gemüse-Faktor

Die Medizin ist dem Geheimnis jener Stoffe auf der Spur, die • **Gesundheit erzeugen** und dadurch • **wirksamer als alle Arzneien** vor Herzinfarkt, Krebs, Stoffwechselstörungen, Rheuma, (Nahrungsmittel-) Allergien, Leistungsverlust im Alter schützen. Die Stoffe haben viele Namen (z. B. Flavonoide, Steroide), ihre Quelle ist jedoch leicht zu benennen: vornehmlich besondere Früchte aus Feld und Flur. Wie Sie diesen lebensrettenden • **Obst-Gemüse-Faktor** am besten für Ihr persönliches lebenslanges Fitnessprogramm nutzen können, erfahren Sie kompakt und gut lesbar in diesem kleinen Erfolgstitel.

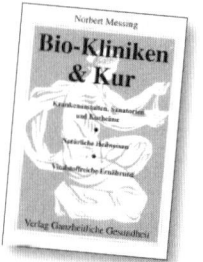

4. stark erweiterte Auflage
240 S., € 12,30 / ISBN 3-927124-03-6

Das Standardwerk in neuer, aktualisierter Auflage
Bio-Kliniken & Kur

Vorstellung von mehr als • **700 Krankenhäusern, Ganzheitskliniken, Kurheimen, Hotels und Pensionen** mit Naturheilweisen und alternativen Kostformen, ob nun Vollwertkost, Trennkost oder vegetarische Ernährung aus Bio-Anbau. Jeweils mit • **Heilanzeigen** (Herz-Kreislauf, Bewegungsapparat, Allergien, Stoffwechsel usw.). • **Lexikon naturmedizinischer Fachbegriffe**. • **Wer trägt die Kosten** für stationäre Behandlungen? Mit Hinweisen auf besondere, • **ungewöhnliche Therapieformen** (Gerson-Diät, Breuß, Rohkost-Heilfasten und vieles andere mehr). Ausführliche Tipps für den • **Gesundheits-"Kurlaub"** unter anderem mit Seminaren (von gesunder Vollwertküchenpraxis bis Reiki, Yoga, Ayurveda u. ä.).

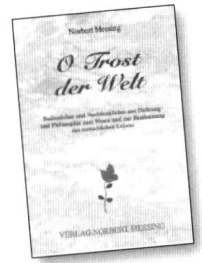

Beachten Sie die Staffelpreise!
56 S., € 5,20 / ISBN 3-927124-21-4

Nahrung für die Seele
O Trost der Welt

Ein ermunterndes, ermutigendes Geschenk für sich und nahestehende Menschen. Das kleine Buch gibt • **wertvolle Gedanken** aus Dichtung und praktischer Philosophie zu den wirklich bedeutenden Fragen unserer Existenz weiter. Sie verleihen • **seelische Kraft und Stärke**, helfen dabei, seine Tage gelassener, freudvoller zu verbringen und zur • **wahren Lebenskunst** zu finden. Die behandelten Themen sind zeitlos: Liebe, Heimat, Natur, Glück, Gesundheit, Achtsamkeit, Beruf(ung), menschliche Bestimmung, Suchen und Glauben...
Den kleinen Ratgeber durchs gelegentlich verschlungene (Gefühls-) Labyrinth des Lebens gibt es zum • „Geschenk-Staffelpreis": Grundpreis € 5,20. Bei Abnahme von 2-4 Expl. à € 4,10. Ab 5 Expl. à € 3,60. Bei Bestellung von 10 Expl. kostet ein Buch nur € 3,10.

Liebe Leserin, lieber Leser!

Gesundheit ist möglich – und für jeden von uns machbar, mit einfachsten Mitteln direkt aus dem Heilgarten der Natur. Überzeugen Sie sich selbst:
Unsere Rat-Geber sind • **lebenspraktisch ausgerichtet** und „zupackend", die Empfehlungen leicht und sofort • **in Selbsthilfe eigeninitiativ zu verwirklichen**. Zwischen geduldigen Worten und gesundmachender Tat klafft kein unüberwindlicher Abgrund, wie dies bei allzu theoretisch ausgerichteten Werken oft der Fall ist.

Verlag Ganzheitliche Gesundheit – Norbert Messing
Postfach 1217 · 76663 Bad Schönborn · Telefon (07253) 37 18 · Fax (07253) 3 39 55
http://www.messing-vgg.de · E-Mail: info@messing-vgg.de

des Organismus verbessern. Als Träger solcher sog. »Abwehrstoffe« hatten Abderhalden und andere Forscher in ihren Versuchen vorzugsweise die Hefe ausgemacht. Heute weiß man, daß unter anderem dem in der Bierhefe enthaltene Zink in diesem Zusammenhang eine wichtige Stellung zukommt, ja man hat es sogar »das eigentliche Spurenelement des Immunsystems« genannt (Dr. *Felix Kieffer*).

Als Schutzstoff besonderer Art wird inzwischen auch das Glutathion gewürdigt. Dieser Bestandteil bestimmter Lebensmittel, besonders der Bierhefe, spielt eine wichtige Rolle bei der Entgiftung des Körpers. Ihm kommt gerade in unserer veränderten Lebensumwelt eine immer größere Bedeutung zu, wie zahlreiche Untersuchungen aus den 90er Jahren zeigen (Vermeidung von Hautschäden durch UV-Strahlung, Schutz der Bronchien gegen aggressive Schadstoffe u.a.). Vor kurzem erregte der Immunologe Prof. *Ernest Bueding* Aufsehen mit dem Hinweis, daß überall da, wo Glutathion in der Nahrung reichlicher vorkomme, das Krebsrisiko sehr gering sei (Fachzeitschrift »Der Apotheker«). Glutathion verbinde sich, so erklärte er das Phänomen, mit krebserregenden Stoffen und anderen Giften, mache sie wasserlöslich und fördere somit ihre gefahrlose Ausscheidung.

Ein hoffnungsvoller neuer Ansatz also?

Hoffnungsvoll: ja – neu: nein, wie die vorhergehenden Schilderungen deutlich machten.

Und schließlich sei noch der Begriff der »insulinähnlichen Wirkungen« von Bierhefe nochmals kurz gestreift. Wir erinnern uns: Emil Abderhalden hatte vor über 50 Jahren davon gesprochen. Damals war dies noch eine »Arbeitshypothese«, die der vorläufigen Erklärung für beobachtete therapeutische Effekte diente. Die medizinische Forschung steckte bei der Erforschung der Zuckerkrankheit noch in den »Kinderschuhen«. Inzwischen bedauern viele Fachwissenschaftler, solche frühen Hinweise nicht intensiver weiterverfolgt zu haben. Denn heute, am Ende eines wissenschaftlich so fruchtbaren Jahrhunderts, ist aus der Vermutung Gewißheit geworden: es sind mehrere Mechanismen, die den Blutzuckerspiegel regulieren. Zum Hormon Insulin muß noch der Glukosetoleranzfaktor (beste natürliche Quelle: Bierhefe) treten. Ohne das darin gebundene Chrom nämlich kann das Insulin an den Zellen nicht »andocken«. Folge: es stellt sich »Insulinresistenz« ein, die Bauchspeicheldrüse wird überfordert und der Zuckerhaushalt gerät aus den Fugen – so der Fachwissenschaftler *Kurt Gautschi* jüngst in der Neuen Zürcher Zeitung.

Diese Hinweise mögen genügen, um zu demonstrieren, wie eng das Gestern oft mit dem Heute verwoben ist.

Die Naturwissenschaften, die Medizin, die Ernährungsforschung – sie alle haben eine geradezu atemberaubende Entwicklung genommen. Und bei ihrem »Schürfen« im Naturreich förderte sie manches Gold aus ihren Stollen, genug auf jeden Fall, um die Lebensverhältnisse und vor allem unser gesundheitliches Befinden zu verbessern.

Sach- und Namens-Register

Anhang
Glossar

Alchemie
Vorform der Chemie, insbesondere Verwandlung der Metalle; Goldmacherei.

Allicin
Schwefelhaltiger Inhaltsstoff der Zwiebelgewächse und des Knoblauchs. Die sogenannten Senfölglykoside verursachen den typischen Geruch und wirken bakteriostatisch.

Aminosäuren
Kleinste Bausteine des Eiweißes; von 20 für den Menschen wichtigen Aminosäuren sind acht essentiell.

Antibiose
Wachstumhemmung oder Abtötung von Mikroorganismen durch ausgeschiedene Stoffe einer anderen Mikroorganismenart.

Antioxidantien
Anorganische oder organische Verbindungen, die die Oxidation (d.h. die Reaktion mit Sauerstoff) verhindern; spezieller Einsatz in der Lebensmitteltechnologie.

Antisepsis
Hemmung oder Vernichtung von Wundinfektionserregern mit chemischen Mitteln oder Verbindungen.

Bakterienkultur
Planmäßige künstliche Anzucht von Mikroorganismen (z.B. Bakterien), deren Wachstum und Vermehrung unter kontrollierten Bedingungen (wie Temperatur, Nahrungsmilieu etc.) stattfinden.

bakteriostaisch
Hemmende, aber nicht abtötende Wirkung auf Mikroorganismen.

bakterizid
Abtötende Wirkung auf Mikroorganismen.

Biokatalysatoren
Enzyme; d.h. Proteine, die biochemische Reaktionen im Körper beschleunigen, ohne dabei verbraucht zu werden; sie sind an fast allen Abläufen im Körper beteiligt.

Darmbakterien
Die im Darm von Mensch und Tier vorhandenen, regelmäßig nachweisbaren Bakterien. Meist eine spezifische Mikroorganismen-Population, deren Zusammensetzung von der Nahrung und anderen Bedingungen reguliert wird.

Diuretikum
Stoff, der die Harnausscheidung steigert.

essentiell
Lebensnotwendig; meist in Bezug auf Nährstoffe, die durch die Nahrung zugeführt werden müssen, da sie der Körper nicht selber herzustellen vermag (z.B. Vitamine, Aminosäuren, Mineralstoffe etc.).

Glucose-Toleranz-Faktor
Wasserlöslicher organischer Komplex, der aus Chrom, Niacin und Glutathion besteht. Erleichtert die Aufnahme des Blutzuckers in die Zellen, wahrscheinlich durch ein Zusammenspiel mit Insulin.

Hirudin
Substanz im Speichel des Blutegels, welche die Blutgerinnung verhindert.

Maniok
Wolfsmilchgewächs mit stärkereichen Wurzelknollen; beheimatet in Brasilien. Die Wurzelknollen werden verzehrt oder zur Herstellung von Bioalkohol verwendet.

Papyrus
Bis 3 Meter hohes Zypergras in den Sümpfen Afrikas und Asiens. Das in Streifen übereinandergepreßte Mark der dicken Schäfte diente im Altertum als Schreibmaterial.

pathogen
Krankheitserregend, krankmachend (z.B. Mikroorganismen mit infektiösen Eigenschaften).

Pentose
Fünfwertiger Einfachzucker, der u.a. im Holz vorkommt und von bestimmten Hefen als Nährstoff verwertet wird.

Peroxide
Verbindungen des Sauerstoffs mit Wasserstoff oder Metallen. Peroxide reagieren sehr aggressiv, indem sie Sauerstoff leicht abspalten können.

Phytinsäure
Phosphorverbindung, die in Pflanzen, vor allem im Getreide vorkommt; bildet mit Mineralstoffen für den Menschen unverdauliche Komplexe, so daß die Mineralstoffe nicht resorbiert werden können und so verlorengehen.

Pigment
Natürlich vorkommende tierische und pflanzliche Farbstoffe, die meist an Membranen gebunden sind.

Symbiont
Tier- oder Pflanzenarten, die in einer symbiotischen Wechselbeziehung zueinander stehen.

Symbiose
Form des Zusammenlebens von Organismen, die für beide Partner Vorteile bringt.

Abderhalden, Emil: Gedenkschrift, Leopoldina, Halle 1952

Beijerinck, Martinus Willem: Centralblatt für Bakterien, 1. Abt., 12. Band, 1892

Böttcher, Helmuth M.: Wunderdrogen. Die abenteuerliche Geschichte der Heilpilze. Kiepenheuer & Witsch, Köln und Berlin 1959

de Kruif, Paul: Mikrobenjäger. Orell Füssli Verlag, Zürich und Leipzig 1937

Glaubitz, M.; Koch R.: Atlas der Gärungsorganismen. Parey Verlag, Hamburg 1983.

Gottschalk, Gerhard: Biotechnologie. Verlagsgesellschaft Schulfernsehen, Köln 1986

Halck, Wolfgang: Das Bier im Alten Ägypten. Gesellschaft für die Geschichte und Bibliographie des Brauwesens e.V., Berlin 1971

Hellex, Rolf E.: Bier im Wort. Verlag Hans Carl, Nürnberg 1981

Rehm, Hans-Jürgen: Industrielle Mikrobiologie. Springer Verlag, Berlin und Heidelberg 1980

Reiff, Ferdinand: Die Hefen. Band I und II, Verlag Hans Carl, Nürnberg 1960

Röllig, Wolfgang: Das Bier im Alten Mesopotamien. Gesellschaft für die Geschichte und Bibliographie des Brauwesens e.V., Berlin 1978

Schettler, Gotthard: Der Mensch ist so jung wie seine Gefäße, Piper-Verlag, München 1991

Schlegel, Hans G.: Allgemeine Mikrobiologie. Georg Thieme Verlag, Stuttgart und New York 1985

Schülein, Julius: Die Bierhefe als Heil-, Nähr- und Futtermittel. Steinkopf Verlag, Dresden und Leipzig 1935

Soyez, Konrad: Biotechnologie. Birkhäuser Verlag, Basel, Boston und Berlin 1990

Spencer, J.F.T.: Yeast technology. Springer Verlag, Berlin und Heidelberg 1990

Thomas, Berthold: Vollkorn bietet mehr. Dieida-Verlag, Bad Homburg 1988

Liebe Leserin, lieber Leser!

Gesundheit ist möglich – und für jeden von uns machbar, mit einfachsten Mitteln direkt aus dem Heilgarten der Natur. Überzeugen Sie sich selbst: Unsere Rat-Geber sind • lebenspraktisch ausgerichtet und „zupackend", die Empfehlungen leicht und sofort • in Selbsthilfe eigeninitiativ zu verwirklichen. Zwischen geduldigen Worten und gesundmachender Tat klafft kein unüberwindlicher Abgrund, wie dies bei allzu theoretisch ausgerichteten Werken oft der Fall ist.

Verlag Ganzheitliche Gesundheit
Norbert Messing
Postfach 12 17
76 663 Bad Schönborn
Tel. (0 72 53) 37 18 / Fax 3 39 55
http://www.messing-vgg.de
E-Mail: info@messing-vgg.de

Informieren Sie sich! Wehren Sie sich!
Krankmacher JOD

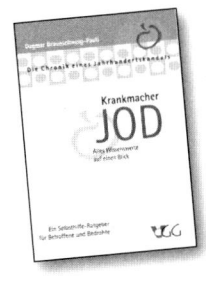

Seit 1989 sind wir Versuchskaninchen in einem sehr riskanten Experiment: Die • Kochsalzjodierung bringt schwere Gesundheitsrisiken mit sich und • macht erwiesenermaßen krank. Verbraucherschutz existiert auf diesem Sektor nicht mehr:

Kritische Stimmen werden im Keim erstickt, • „König Kunde" wird systematisch getäuscht. Denn Jod-Zusätze sind seither • selbst dann in vielen Produkten drin, wenn davon nichts auf der Packung steht. Lesen Sie mehr über diesen • verdrängten Lebensmittel-Skandald, damit Sie nicht Opfer einer leichtfertigen, unüberlegten Kampagne werden! In unserer Neuerscheinung erfahren Sie ganz konkret, wie Sie die Gefahren erkennen und mindern und wo Sie kompetenten Rat finden.

1. Auflage 2002, 64 Seiten

64 S., € 7,50 / ISBN 3-927124-40-0

„Revolution in der Naturheilkunde!"
Gesund und fit durch Ölsaugen

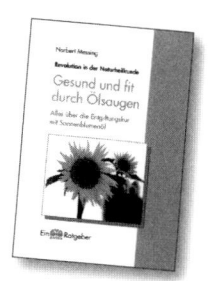

Die Ölziehkur kann bei ganz unterschiedlichen Krankheiten oft erstaunlich schnell helfen: Im Falle von Allergien und Augenleiden ebenso wie bei Kopfschmerzen/Migräne, Infektanfälligkeit, Rheuma (Arthritis, Arthrose) oder Zahnfleischerkrankungen sowie zahlreichen weiteren Leiden. Kaum eine andere Naturheilmethode • entgiftet den Körper so gründlich wie die Kur mit Sonnenblumenöl. Außerdem schützt sie sehr wirksam vor gefürchteten chronischen Leiden (Herz-Kreislauf, Stoffwechsel, Krebs u. a.).

In der Neuerscheinung erfahren Sie alles, was Sie für die erfolgreiche Anwendung brauchen. Mit aktuellen • neuen Erkenntnissen zu den Wirkungsweisen, einem • Praxis-ABC der besten therapeutischen Öle, Techniken wie der • Ayurveda-Mundspülung oder • Aromatherapie. Der Leser findet ausführliche Hinweise zur Behandlung einzelner Leiden, einschließlich spezieller Ölziehkuren zur zusätzlichen Intensivierung der Entschlackung und Entgiftung.

Neuerscheinung

78 S., € 11,50 / ISBN 3-920788-44-3

Gehirnnahrung & Fitness für die grauen Zellen
Geistig jungbleiben bis ins hohe Alter

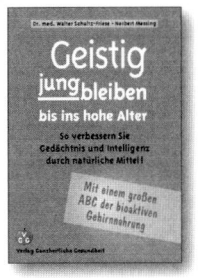

Ein bekannter Ganzheitsmediziner offenbart hier das Geheimnis • anhaltender geistiger Jugend und zeigt, wie • Gedächtnis, Konzentration und Intelligenz dauerhaft erhalten oder gestärkt werden können.

Als wahre Lebenselixiere für das Nervensystem erweisen sich dabei • natürliche Wirkstoffkomplexe, die auch das wirksamste Mittel darstellen, um schweren Formen von Hirnleistungsstörungen vorzubeugen (Demenz, Alzheimer Krankheit). Bemerkenswerte, geradezu beispielhafte klinische Versuche, die mit solchen „Geheimrezepten" bereits vor Jahrzehnten unternommen wurden, haben hierzu erstaunliche – zwischenzeitlich leider vergessene – Erfolge erbracht. Mit Hinweisen zu geeigneten Methoden des „Hirn-Joggings" und einem • „Lexikon der gehirnaktiven Bio-Substanzen und Lebensmittel".

128 S., € 9,20 / ISBN 3-927124-06-0

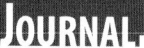

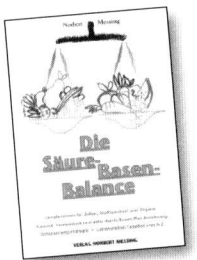

Entsäuerung = Verjüngung & Heilung
Die Säure-Basen-Balance

Macht • **Übersäuerung** krank? Wie lassen sich die entsprechenden Risiken sicher erkennen und meistern? Hier erfahren Sie von ganz überraschenden Möglichkeiten der • **Lebensverlängerung** durch Entsäuerung. Praktische Tipps zur effektiven Schutzkost in Form einer von jedem leicht zu praktizierenden • **Basen-Plus-Ernährung** schließen sich an. Umfassende Tabellen geben Auskunft zum Säure- und Basengehalt aller üblichen Lebensmittel, und zwar auf der Grundlage • **neuester Analysewerte!**

In der 3. Auflage ausführlich beschrieben: Warum praktisch alle chronischen Leiden heilbar sind. • **Azidose-Therapie konkret**: Entsäuerung nach Dr. med. Renate Collier.

3. Auflage
80 S., € 7,70 / ISBN 3-927124-22-2

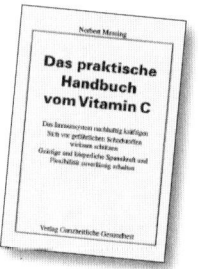

„Wunderwaffe Vitamin C"
Das praktische Handbuch zum Vitamin C

Vitamin C ist eine ganz einzigartige „Superwaffe" der Natur im täglichen Ringen um unseren wertvollsten Besitz: die Gesundheit. Der Ratgeber zeigt Ihnen, wie Sie die geradezu wundersame Wirkung des Stoffes konkret und sofort für Ihr Wohlergehen nutzen und • **Ihr Immunsystem nachhaltig kräftigen** können (z. B. gegen Krebszellen, Bakterien oder Viren). Der Leser erfährt, wie er • **sich vor gefährlichen Schadstoffen zu schützen** vermag (z. B. Schwermetalle oder Chemikalien und Radioaktivität). Es wird darüber hinaus gezeigt, dass es möglich ist, • **jugendliche Frische auch im Alter zu bewahren** und seine geistige und körperliche Spannkraft und Flexibilität ohne Einbußen zu erhalten. • **„Wer meint, er weiß genug über Vitamin C – der irrt!"**

3. Auflage
80 S., € 7,70 / ISBN 3-927124-14-1

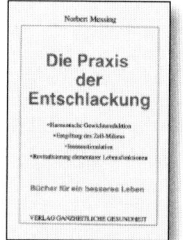

Reinigung bis in die letzte Zelle
Die Praxis der Entschlackung

Das grundlegende Buch behandelt ganz zentrale Fragen: • **Wie reinigen wir das Zellgewebe** des Organismus und erlauben einen ungestörten Nähr- und Wirkstofftransport? Wie schaffen wir aktiv jene Voraussetzungen, die es unserem • **Immunsystem** erlauben, seine vielfältigen Schutzfunktionen schlagkräftig zu entfalten?

Hier nur einige Stichworte aus dem Inhalt: Die wichtigsten Entschlackungskuren. • **Säfte, Kräuter, Wildpflanzen**. Heilkräuter und ihre reinigenden Wirkungen. • **Säure-Basen-Haushalt**. Die Bedeutung des • **Chlorophylls**. Säfte-Cocktails für alle Lebens- und Problemlagen. • **Tagesprogramme für Entschlackungskuren**...

2. Auflage
80 S., € 7,70 / ISBN 3-927124-18-4

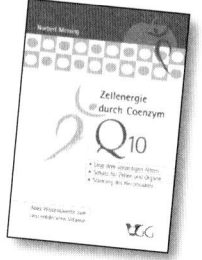

Großer Schritt in Richtung Gesundheit
Zellenergie durch Coenzym Q10

Kaum ein anderer Wirkstoff hat in den vergangenen Jahren soviel Furore gemacht wie das • „**Herzwunder Q10**". Nach zwei Jahrzehnten intensiver Forschung verbindet man damit die allergrößten Hoffnungen. Prof. Karl Folkerts, einer der weltweit führenden Experten urteilt: • „**Q10 als Anti-Alterungsmittel könnte ein großer Schritt für die Menschheit sein!**"

In diesem neuen Ratgeber erfahren Sie alles Wissenswerte zum erst sehr spät entdeckten • **neuen Vitamin Q10**, einem Spurenstoff aus der Gruppe der Coenzyme. Es hat sich gezeigt, dass diese besondere Substanz für die Arbeit des Herzens unerlässlich ist und die Zellen mit jener Energie beliefert, die sie vor Funktionsverlusten und vorzeitigem Verschleiß schützt.

9. Auflage 2003, 32 Seiten
€ 4,35 / ISBN 3-927124-19-2

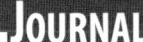

Sensationell einfach – sensationell gut
Zilgrei – Aktiv gegen den Schmerz!

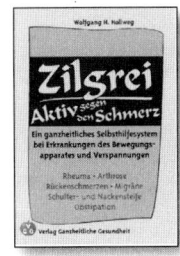

Zilgrei ist ein neuartiges, so einfaches wie wirkungsvolles Selbsthilfesystem bei Schmerzen aller Art (von Rheuma, Bandscheiben bis Migräne). Die Methode kombiniert bestimmte **· therapeutische**, dem Schmerz entgegengesetzte **Bewegungen** mit einer speziellen **· Tiefenatmung**. Beides zusammen verbessert u. a. die Sauerstoffversorgung der erkrankten Organe und erleichtert damit den **· Abtransport von Stoffwechselschlacken**. Gelenke und Gewebe können sich erholen, reinigen, regenerieren. **· Zilgrei hat sich in vielen Fällen bewährt, wo andere Maßnahmen versagten.** Das vorliegende Buch wird vom ZDF und der Stiftung Lesen ausdrücklich empfohlen!

3. Auflage

64 S., € 7,20 / ISBN 3-927124-12-5

Heilung des Körpers durch Sanierung seiner „Wurzel"
Das große Buch der Darmreinigung

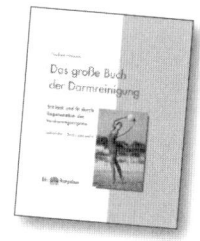

Der vorliegende neue Ratgeber bietet das **· komplette Programm zur Sanierung und Regeneration des Darmes**. Sie lernen darin **· alle bewährten Methoden** kennen (Ayurveda, Heilfasten, Mayr, Molkefasten, Colon-Cleaning nach Gray/Anderson, Heilerde-Anwendungen u. a.) und erfahren viele hilfreiche **· Heilkräuter-Rezepte** – und dies alles zur **· sofortigen Selbsthilfe**. Ein Buch mit 1000 Tipps, Anregungen, Bezugsquellen sowie zahlreichen wertvollen Hinweisen zur **· Überwindung schwerer chronischer Leiden** sowie zum **· Aufbau einer optimalen Darmflora in Eigenregie** durch besondere, selbst bereitete milchsaure Getränke. Ein weiteres Glanzlicht: Vorstellung von **zahlreichen Bauch-Selbstmassagen** in Wort und Bild! Natürlich ausführlich behandelt: **· Colon-Hydro-Therapie**, Einlauf, salinische Wässer, Lein- und Flohsamen und Geheimtipps wie Kurkuma, Konjacmehl, Yucca und anderes mehr.

Neuerscheinung

150 S., € 14,50 / ISBN 3-920788-42-7

Eine segensreiche Symbiose
Die Darmflora

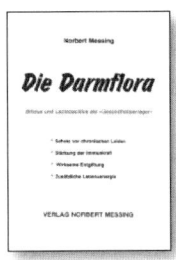

Der moderne Lebensstil schädigt vor allem unsere Verdauung und die ungemein wichtige **· Darmflora**. Hieraus resultieren verschiedene Gefahren (Rückvergiftung aus dem Darm, Krebs, Immunschwäche, Leberschädigungen). Um diesen vorzubeugen, müssen wir die **· Milchsäurebildner** (Bifidus-Arten, Laktobazillen) des Darms durch unterstützende Maßnahmen fördern. Die symbiotischen Darmbakterien werden dadurch zu **· „Gesundheits-Erregern"** und Schutzfaktoren ersten Ranges. Hier lesen Sie, was wir dabei gesundheitlich gewinnen und wie wir das Wissen praktisch in die Tat umsetzen können. Neu und praktisch: Mit einem kleinen „Einkaufsführer" für besonders nützliche symbiosefreundliche Verdauungshilfen.

3. Auflage

32 S., € 4,35 / ISBN 3-927124-25-7

Unterschätzt, aber folgenreich:
Milchallergie!

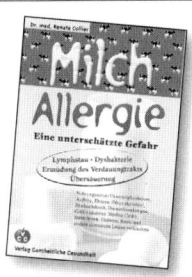

Milch macht viele Menschen krank. Ihr Verzehr fördert ganz früh schon das Auftreten von **· Kinderkrankheiten** und führt später dann u. a. zu **· Verdauungsstörungen**, **· Nahrungsmittel-Unverträglichkeiten**, **· Allergien**, **· Ekzem**, **· Neurodermitis**, **· Asthma**. Die **· Lymphe** wird zähflüssig und **staut sich**. Dadurch kann der Körper nicht mehr entgiftet und entsäuert werden. Warum dies so ist und was wir tun können, um Risiken zu vermeiden, erfahren Sie in dem neuen Ratgeber einer erfahrenen **· Naturheilärztin und Entsäuerungsspezialistin**.

64 S., € 7,20 / ISBN 3-927124-29-X

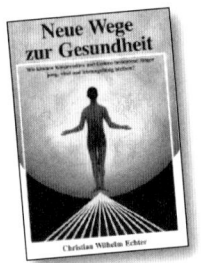

gebunden

196 S., € 13,50 / ISBN 3-927124-13-3

So bleiben Sie jung an Körper und Geist
Neue Wege zur Gesundheit

Das Buch behandelt zentrale Problemfelder des Organismus. Beispielsweise: Wie bremst man den • Alterungsprozess der Körperzellen? Der • präzise funktionierende Darm: ein solides Fundament, um länger jung, gesund und vital zu bleiben. Welche speziellen • Heilwirkungen haben die einzelnen • Gemüse-, Obst-, Getreide- und (Wild-) Kräutersorten? Darüber hinaus enthält der Ratgeber zahlreiche Tipps bei Verdauungsstörungen und Kostumstellung, führt nützliche • natürliche Enzymquellen auf und beispielsweise auch 21 pikante und • symbiosefreundliche Rezepte zur Regeneration der lebenswichtigen Darmflora! Der Autor ist Leiter eines Gesundheitszentrums und bildet seit Jahren als Dozent Gesundheits- und Ernährungsberater aus.

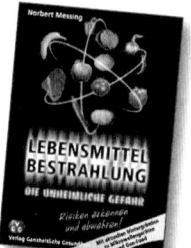

Neuerscheinung

128 S., € 9,20 / ISBN 3-927124-32-X

Krank durch Strahlenkost?!
Lebensmittel-Bestrahlung

Radioaktiv bestrahlte Lebensmittel gibt es bei uns bereits in den Geschäften – mit stark steigender Tendenz. • Schadet solche „Strahlen-Kost" dem Konsumenten? Vieles spricht dafür. Hier erfahren Sie den Stand der unschönen Dinge und • wie Sie sich sofort und in Zukunft effektiv schützen können. Dies gilt auch im Hinblick auf • Mikrowellen (-Geräte) und • Gen-Food. Mit vielen Adressen und einer großen • Übersicht zu Bestrahlungsanlagen und den zahlreichen • bestrahlten Erzeugnissen (von Gewürzen, Gemüsen und Früchten bis Garnelen und Fleisch).

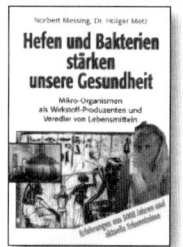

2. Auflage

150 S., € 11,80 / ISBN 3-927124-17-6

Von Probiotika und „heilenden Keimen"
Hefen und Bakterien stärken unsere Gesundheit!

Wussten Sie, dass viele chronische Leiden in einem abwehrstarken Körper keine Chance haben, und dass bestimmte Mikroorganismen für • „Immunität", Unverletzlichkeit sorgen können? Wussten Sie, dass Hefen bei Mykosen (Pilzerkrankungen) helfen? Wussten Sie, dass es bei den Lebensmitteln ein „probiotisches Prinzip" (= für das Leben statt „Antibiotika" = gegen das Leben) gibt? Innerhalb einer solchen hochwirksamen Schutzkost gegen Herzinfarkt, Krebs, Allergien u. a. spielen • fermentierte Lebensmittel (Milchsäurebakterien, Hefen) eine besondere Rolle. Alles Wissenswerte dazu – praktisch ausgerichtet und allgemeinverständlich geschrieben – erfährt der Leser im vorliegenden Ratgeber.

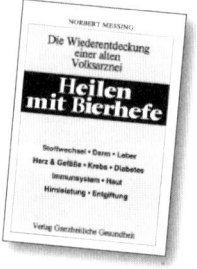

6. Auflage

100 S., € 9,20 / ISBN 3-927124-01-X

Die Wiederentdeckung einer alten Volksarznei
Heilen mit Bierhefe

Bierhefe erweist sich als • Gesundheitsförderer der Extraklasse und gilt als „größte Entdeckung der Ernährungsforschung" – als der • „Wirkstoffmulti" der Natur schlechthin (Vitamine, Enzyme, Spurenelemente, Cholin, Glutathion u. a.). Die Erfahrungen der Medizin sind beeindruckend – ob es nun um • Lebererkrankungen, Diabetes, Herz-Kreislaufleiden, Störungen der • Geistestätigkeit oder den • Schutz vor Umweltgiften geht. Bierhefe zeigt sich als hilfreich bei • chronischen Verdauungsbeschwerden, • Hauterkrankungen, • Hämorrhoiden, und Forschungen deuten sogar auf ausgeprägte • krebsfeindliche Wirkungen hin.

Das Buch erklärt anschaulich und allgemeinverständlich, • wie man die Vorzüge des bemerkenswerten Einzellers optimal und ohne großen Aufwand in der täglichen Ernährungspraxis nutzen kann!

Den Körper entsäuern & entgiften
Die Acidose-Selbstmassage

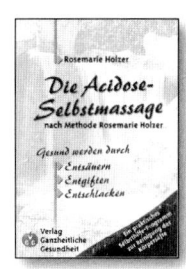

Die Entsäuerung,Entgiftung, • **Entschlackung des Säftesystems** unseres Körpers weist einen naturgemäßen, ursächlichen Weg zur Gesundung,Vitalisierung und zu höheren Stufen des Wohlbefindens. Ein wertvolles und neuartiges Hilfsmittel zur „Klärung der Körpersäfte" stellt die • **Acidose-Selbstmassage** dar. Der Ratgeber enthält ein • **vollständiges Programm** an erprobten und bewährten Übungen – alles anschaulich mit Abbildungen präsentiert und für die sofortige Umsetzung in die Lebenspraxis bestens geeignet. Eigene Kapitel erläutern die Gründzüge und • **Bedeutung des Säure-Basen-Haushaltes** und eines • **intakten Lymphsystems** für unser persönliches Gesundheitsschicksal. Denn eine wirkungsvolle Entgiftung verhindert zuverlässig chronische Leiden und vorzeitiges Altern.

1. Auflage
56 S., € 9,20 / ISBN 3-927124-36-2

Großer Gewinn durch kleinen Verzicht
Fit durch Fasten!

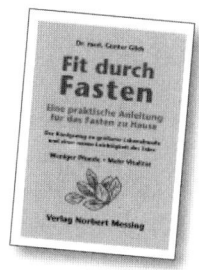

Die aktuelle Neuerscheinung vermittelt alles, was Sie wissen müssen, um eine Fastenkur in Eigenregie erfolgreich und ohne Risiko durchführen zu können. Wichtige Fragen werden vorab geklärt: • **Für wen ist Fasten geeignet? Bei welchen Krankheiten?** Schritt für Schritt erfährt der Leser, wie er vorzugehen und was er zu besorgen hat. Ausführlich wird das bislang vernachlässigte Kapitel • **„Fasten und Entsäuerung"** behandelt, ebenso die • **äußere und innere Reinigung** und schließlich auch das richtige Fastenbrechen. Bewährte • **Rezepte**, Hinweise auf nützliche • **Heilkräuter** sowie die besten • **Fastengetränke** und anderes mehr runden den Ratgeber ab. Der Autor ist ein erfahrener Arzt und Fastenleiter.

1. Auflage
48 S., € 5,20 / ISBN 3-927124-31-1

Nur aus reinen Brunnen schöpfen wir Kraft
Das kleine Handbuch vom gesunden Wasser

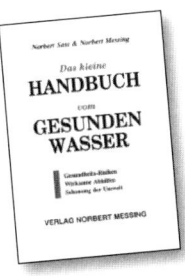

Wasser ist das „Beste aller Dinge" für unsere Gesundheit – doch sind seine Quellen heute oft durch Schadstoffe (Chlor, Nitrat) getrübt. Der neue Ratgeber bietet hier eine Bestandsaufnahme und zeigt beispielsweise, wie • **krebserzeugende Nitrosamine** und • **krankmachende Schwermetalle** vermieden werden können. • **Mineral- und Heilwässer** sowie verschiedene • **Filter-Reinigungssysteme** stehen auf dem Prüfstand. • **Tipps zum Wassersparen** und ein • **umfangreicher Adress-Service** zum sogenannten • **belebten Wasser** nach Schauberger, Grander u. a. runden das Handbuch ab.

1. Auflage
40 S., € 5,20 / ISBN 3-927124-28-1

Mit Rohkost ursächlich und ursprünglich heilen!
Die Gänseblümchen-Therapie

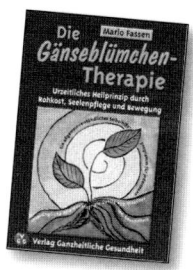

Die Gänseblümchen-Therapie bietet ein • **Selbsthilfe-Programm** zur eigenverantwortlichen Erneuerung unserer meist angeschlagenen Gesundheit. Mittel dazu sind die • **unverfälschten, reinen Gaben der Natur**, also Früchte, grüne Blätter, Wild-, Gewürz- und Heilpflanzen, Nüsse... Nur sie bewahren unsere Lebenskräfte oder stellen diese wieder her. Der Leser erhält exakte Anleitungen zu allen praktischen Fragen der Rohkost sowie • **Anregungen für ein rundum „natürliches und gesundes" Leben** (Urbewegung; geistige Gesetze für Zufriedenheit und Ausgeglichenheit u.a.). Die Gänseblümchen-Therapie repräsentiert das • **eigentliche Heilungsprinzip der Natur.** Wenn wir dem Körper nämlich Raum geben, seine Selbstheilungskräfte zu entfalten, tun sich auch in scheinbar hoffnungslosen Fällen ganz real neue Perspektiven auf.

96 S., € 8,50 / ISBN 3-927124-38-9

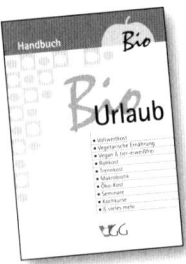

Gesunde Ernährung auf Reisen
Handbuch Bio-Urlaub

In diesem neuen Rageber finden Sie gute Adressen für • **Urlaub mit Vollwertkost, Rohkost oder Makrobiotik, vegetarischer Ernährung (auch vegan), Trennkost, Bruker-, Waerland- und Schnitzerkost.** Eigene Kapitel informieren Sie über die Möglichkeiten, im Urlaub • **Gesundheits-Seminare** oder • **Vollwert-Koch- & Backkurse** zu besuchen. Außerdem finden sich darin Hinweise zu • **allergikerfreundlichen Unterkünften** und eine umfassende Aufstellung von • **Spezial-Reiseveranstaltern** für bewusstes Reisen.

1. Auflage 2003
68 S., € 6,50 / Großer Adressenteil!

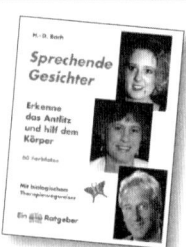

„Erkenne das Antlitz und hilf dem Körper!"
Sprechende Gesichter

Als Standardwerk, das immer zur Hand sein sollte, hat man das Buch nach Erscheinen bezeichnet und gefeiert. Die • **Antlitzmethode** erleichtert es jedermann, Einblicke in Veranlagungen, Seelenleben des Gegenübers (auch in Gestalt des Spiegelbildes) zu gewinnen. Sie ermöglicht es uns vor allem, • **Krankheiten auf einen Blick zu erkennen.** Viele Farbfotos schulen den Leser und Betrachter sehr anschaulich und lebensnah in dieser Fertigkeit. An die daraus resultierenden Diagnosen schließen sich aber auch noch • **konkrete biologische Therapie-Empfehlungen** eines namhaften Naturheilkundlers an.

gebunden
221 S., € 22,50 / mit vielen Farbfotos

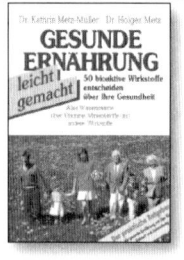

50 „Bioaktive Substanzen" im Überblick:
Gesunde Ernährung leicht gemacht!

Hier erfahren Sie alles Wesentliche über die wichtigsten • **50 bioaktiven Substanzen**, aus denen sich Wohlbefinden und Lebensfreude aufbauen. Die ganze Garde an • **Schutz- und Wirkstoffen** ist vertreten: Vitamine, Mineralstoffe, Spurenelemente und eine Vielzahl ebenso kostbarer Wertspender wie Coenzyme, Cholin, L-Carnitin, Lecithin, Milchsäure... Alle werden übersichtlich tabellarisch vorgestellt, mit Hinweisen auf die gehaltvollsten Lebensmittel, • **praktischen Einkaufstipps** und Ratschlägen zur • **Ernährungsumstellung**.

gebunden
104 S., € 11,80 / durchgehend farbig

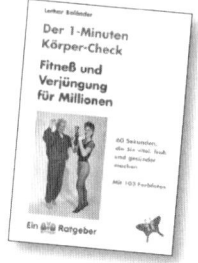

Fitness und Verjüngung für Millionen
Der 1-Minuten Körper-Check

Fernsehsender holten den Autor vor die Kamera, und eine große deutsche Tageszeitung schrieb: „Sportärzte sind begeistert vom • **1-Minuten Körper-Check,** den der 65jährige Lothar Boländer entwickelt hat. Sein Programm ist so gut, dass es jetzt als Buch erschienen ist". Mit 48 Jahren hoffnungslos erkrankt, beschloss er, ein neues Leben zu beginnen und verordnete sich den • **1-Minuten Körper-Check,** den er selbst entwickelte. Eine • **Verjüngungskur,** die ihn bald topfit und sogar zum Drachenflieger machte! Das Buch enthält • **103 farbige Abbildungen** und ein • **großes Übungsposter.**

Neuauflage
80 S., € 10,20 / mit gr. Übungsposter